Die

Resection des Oberkiefers,

eine Monographie

von

Dr. Oscar Heyfelder,

Privatdocent und Suppleent des Medicinalcomité's in München, Mitglied der Kaiserl. Leop. Carol. Academie der Naturforscher, und der Academie der Chirurgie in Madrid, der chirurgischen Gesellschaft in Paris, des Vereins für Staatsarzneikunde in Baden, der medicinischen Gesellschaften in Brüssel, Erlangen, Leipzig, München, Strassburg, Valencia, Wien, des Vereins deutscher Aerzte und der anatomischen Gesellschaft in Paris.

Mit zwei Tafeln.

Berlin.
Druck und Verlag von Georg Reimer.
1857.

Dem

Geheimrath Dr. Langenbeck

in Berlin

und

meinem Vater und Lehrer,

Collegienrath Dr. Heyfelder

in St. Petersburg

in Dankbarkeit und Verehrung gewidmet

vom

Inhalt.

I.

Anatomische Beschreibung der Oberkiefergegend.

Die Weichtheile.

Bei der Resection des Oberkiefers kommt die vereinigte Unteraugenhöhlen-, Wangen- und Nasengegend, die Oberlippe so wie die obere Wand der Mundhöhle in Betracht, indem die Schnittführung in den Weichtheilen über den Rücken oder die Seitenfläche der Nase, oder durch die Wange geht, die Oberlippe meist spaltet und bei totalen Resectionen der weiche Gaumen vom harten abgelöst wird. Schichtenweise untereinander gelagert, bedecken den Oberkieferknochen folgende Weichtheile: Haut, Zellgewebe, Fascien, Muskeln und Speicheldrüse. Die Haut ist zart, dünn und haarlos am untern Augenlid, der oberen Wangen- und Nasengegend, wird an den Nasenflügeln, den Lippen und dem hintern und untern Theil der Wange derber und dicker. Beim Manne ist letzterer Theil so wie die Oberlippe der Sitz eines mehr oder weniger starken Haarwuchses. Bei einzelnen Individuen und Völkerstämmen dehnt sich der Bartwuchs selbst über die ganze obere Wangengegend aus. Für die Resectionen des Oberkiefers hat der Bartwuchs in so fern Bedeutung, als bartige Hautstellen, falls sie in den Bereich der Hautschnitte fallen, vorher sorgfältig rasirt werden müssen, und dasselbe während des Verlaufs der Heilung wiederholt werden muss, was nicht immer ohne Schwierigkeit und Schmerz für den Patienten abläuft. Dagegen verbirgt der nachher stehen gelassene Bart die zurückbleibenden Narben auf die natürlichste Weise.

Die Haut des ganzen bei Oberkieferresectionen möglicher Weise betroffenen Operationsfeldes ist mit Ausnahme der Nasenhaut sehr verschiebbar. Dadurch werden plastische Operationen erleichtert, wie sie bei Oberkieferresectionen mit gleichzeitigem Substanzverlust in der Haut nöthig werden können.

Am unteren Augenlid ist das Unterhautzellgewebe beinahe ohne alles Fett (Hyrtel) und sehr elastisch. Bei Verwundung und dadurch bedingter Entzündung der Nachbargebilde pflegt es der Sitz eines ödematösen Ergusses zu werden, ebenso bei gehemmtem Blutrückfluss der Gesichtsvenen in Folge von das Gesicht stark ausdehnenden Tumoren.

Straff und fettarm ist das subcutane Bindegewebe der Nase und der Lippe, reicher an Fett das der Wange. Am vorderen Rand des M. masseter auf dem M. buccinatorius stellt das Fett einen förmlichen Klumpen dar, welcher den Ausführungsgang der Parotis umhüllt, den Gefässen und Nerven als Lager dient und sich beträchtlich in die Tiefe zwischen die Musculatur und selbst zwischen den Oberkiefer und Kronenfortsatz des Unterkiefers erstreckt.

Bei der Operation, von welcher wir handeln, können beinahe alle Muskeln der Wangen-, Nasen- und Unteraugengegend in den Bereich des Eingriffs fallen, theils in so fern sie beim Hautschnitt durchschnitten werden (wie der M. orbicularis oris und der orbicularis palpebrarum, die Aufheber der Nasenflügel, der Lippen, der Mundwinkel, die Zygomatici, der Kau- und der Backenmuskel), theils in sofern sie durch Entfernung des Knochens ihre Ansatzpunkte ganz oder theilweise verlieren (wie der Levator labii superioris alaeque nasi, der Compressor nasi, die Aufheber der Oberlippe und des Mundwinkels, die Pterygoidei), Andere müssen bei der Einführung der Kettensäge berücksichtigt und vermieden werden, wie der Masseter und der Temporalis.

Die Fascie der Wange besteht aus einem höher liegenden Blatt, der Fascia parotideo-masseterica, welche den Masseter und die Parotis an ihrer äusseren Fläche bedeckt, sich nach vorn an den Buccinator fortsetzt, wo sie mit dem tiefer liegenden Blatte, der Fascia bucco-pharyngea verschmilzt. Dieses tiefer liegende Blatt geht, nachdem es die vordere Fläche des Buccinator überzogen, rückwärts zur vordern Fläche der Pterygoidei und nach unten in die F. cervicalis über.

Die Ohrspeicheldrüse ist durch ihre Lage dem Operationsgebiet so ziemlich entgegen, dagegen ihr Ausführungsgang, der den Buccinator durchbohrend gegenüber dem zweiten oberen Backzahn nach innen mündet, bei der Schnittführung durch die Wange der Verletzung ausgesetzt ist.

Die innerste Bekleidung der Wange ist eine zarte, leicht verschiebbare Schleimhaut, welche zum Oberkiefer hinübergehend am oberen Ende der Juga alveolaria sich inserirt, wobei sie jedoch über dem ersten Backzahn und über dem Zwischenraum der beiden mittleren Schneidezähne eine etwas tiefer angeheftete Falte bildet, in der Medienlinie das Lippenbändchen genannt. Nach abwärts geht sie ans Zahnfleisch über, bekleidet den harten Gaumen, und bildet an dessen Ende eine Duplicatur auf sich selbst, das weiche Gaumensegel, welches durch eine starke Drüsenschicht verdickt und durch mehrfache Muskeln einer sehr mannichfaltigen Formveränderung fähig ist. Obgleich sonst häufig der Sitz von heftigen Entzündungen, pflegt der weiche Gaumen nach seiner Lostrennung vom harten, wie es die Totalresection des Oberkiefers erfordert, sich nicht bedeutend zu entzünden.

Durch die Ausdehnbarkeit der Mundspalte, so wie durch die hohe Insertion der Wangenschleimhaut am Oberkiefer ist die Trepanation der Highmorshöhle, unter gegebenen Verhältnissen selbst die Amputation des Os maxillare superius ohne Spaltung der Gesichtsweichtheile möglich.

Von Gefässen kommen die Verzweigungen der A. maxillaris externa und interna in Betracht, namentlich 1) der Stamm der Maxillaris externa selbst, der am vordern Rand des Masseter aussen am Mundwinkel vorbei zur Seite der Nase verläuft, und seine Endäste, die A. angularis und coronaria oris. 2) Die A. transversa faciei, von der Temporalis abgehend und quer über die Wangengegend bis in die Nähe des Foramen infraorbitale verlaufend, wobei sie die Wangenmuskeln versorgt. Sie ist bedeutender Varianten des Kalibers fähig. 3) Die A. infraorbitalis, welche mit dem gleichnamigen Nerven aus dem Canalis infraorbitalis durch das Foramen gleichen Namens heraustritt und bei der Abtrennung der Weichtheile von den Knochen nicht geschont werden kann.

Ihre constanten Anastomosen mit der Angularis, welche zuweilen sehr stark gefunden werden, fallen besonders in den vorderen Wangenschnitt. Die Weite aller dieser Arterien ist jedoch keine solche, dass ihre Durchschneidung gefährliche Blutungen veranlasste und selbst, wenn sie pathologisch erweitert angetroffen werden, gestattet doch ihre Lage eine alsbaldige Unterbindung. Die wenigst bedeutenden Gefässzweige trifft der Schnitt in der Mittellinie, wo nur die Endäste der Angularis und der Septi mobilis nasi zu durchschneiden sind. Die A. coronaria oris kann weder bei der einen noch der andern Schnittführung geschont werden, erfordert aber nicht einmal constant die Unterbindung, sondern die Blutung steht, wie das auch bei Excision von Lippenkrebs und bei der Operation der Hasenscharte beobachtet wird, durch blosse Compression, namentlich auch durch den Verband.

Bei der Auslösung des Knochens werden nothwendig durchschnitten die Infraorbitalis, bevor sie von der Fissura orbitalis inferior aus in den Canalis infraorbitalis tritt, die Arteriae alveolares superiores, ehe sie in die Foramina maxillaria superiora eintreten und die A. pterygopalatina bei ihrem Eintritt in die Canales palatini descendentes, oder es wird selbst der Stamm der Maxillaris interna verletzt. Davor bewahrt man sich, wenn man das die Trennung bewirkende Werkzeug — Messer oder Scheere — möglichst nahe am Oberkieferknochen führt. Eine Durchschneidung derselben ist gleichwohl kein allzugrosser Unfall, indem die Unterbindung keine grosse Schwierigkeit zu bieten pflegt. Uebler ist es, die Arterie blos anzustechen oder anzuschneiden, wo die Stillung der Blutung, namentlich in entartetem Gewebe, weniger leicht gelingt. Am zweckmässigsten bedient man sich bei diesem Theil der Operation einer etwas starken Cooperschen Scheere mit abgerundeten Branchen, deren Concavität dem Oberkiefer zugewandt die Weichtheile möglichst nahe an demselben zu trennen gestattet, während ihre Stumpfheit und ihr Kaliber die theilweisen Verletzungen von Gefässen beinahe ausschliessen.

Die Nerven der Oberkiefergegend vom Facialis und dem zweiten Ast des Trigeminus kommend, verlaufen mehr oder weniger im selben Bereich mit den Arterien und werden also bei gleicher Schnittführung gleich jenen betroffen. Der Bewegungsnerv des Gesichts, der Facialis, durch die Parotis zu den Antlitzmuskeln tretend, theilt sich in einen obern und untern Hauptast. Die unteren Verzweigungen des oberen und die oberen des unteren Astes werden durch die Wangenschnitte getroffen und geben dadurch Anlass zu halbseitiger Gesichtslähmung. Die sensitiven Nerven des Gesichts gehören dem zweiten Ast des Trigeminus, dem N. maxillaris superior an, dessen Stamm in der Fossa pterygo-palatina zur Fissura orb. inf. verlaufend nicht in das eigentliche Operationsgebiet fällt. Der andere Lateralschnitt und in noch höherem Grad der Schnitt in der Mittellinie treffen nur wenig bedeutende Muskeläste. Constant und in höherem Grade gefährdet sind die durch den Knochen selbst verlaufenden Nerven. Die N. alveolares sup. post., welche aus dem N. infraorbitalis entspringend durch die Foramina max. sup. in die hinteren Alveolarkanäle gehen, und besonders der noch stärkere Infraorbitalnerv, der von hinten unten nach oben vorn in die Fissura orb. inf. tritt, durch den Canalis infraorbitalis zum Gesicht gelangt und von diesem Kanal aus die N. alveolares superiores med. et anter. nach unten in die Substanz des Knochens sendet. Um diese Nerven vor einer bedeutenden Zerrung oder selbst Zerreissung zu schützen, müssen sie, ehe der Knochen vollends entfernt wird, dicht vor ihrem Eintritt in denselben abgeschnitten werden. Der Infraorbitalnerv wird an seiner Austrittsstelle aus dem Foramen gleichen Namens schon bei der Abschälung der Weichtheile von dem Knochen durchschnitten.

Die Gesichtsweichtheile sind dadurch charakterisirt, dass sie verwundet nur geringe Reaction hervorzurufen pflegen, zu primärer Vereinigung tendiren und selbst bei Substanzverlust ohne irgend eine oder doch ohne auffallende Deformität heilen können. Diese Eigenthümlichkeit zeigt sich bei zufälligen Verwundungen, erklärt das Gelingen der vielen, oft sehr complicirten plastischen Operationen im Gesicht und kommt bei den Oberkieferresectionen in hohem Grade zu statten.

Der Knochen

Der Oberkieferknochen lässt für den Chirurgen und namentlich in Bezug auf seine totale oder partielle Abtragung eine ganz andere Betrachtung und Beschreibung zu als für den Anatomen. Das Os maxillare superius ist durch seine Gestalt, Lagerung, Verbindung und selbst durch die Insertion der Weichtheile besonders zugänglich für operative Eingriffe. Gleich einem Vorbau vor den Schädel herausgeschoben, von 3 Höhlen (der Mund-, Nasen- und Augenhöhle) und 3 Kanälen oder Fissuren (dem Canalis lacrymalis, Canalis spheno-maxillaris, der Fissura orbitalis inferior) begrenzt, hindern weder massenhafte Weichtheile den Angriff, noch erschweren ausgedehnte, compacte Knochenverbindungen die Auslösung, für welche sogar durch jene natürlichen Oeffnungen in den Knochen der Weg gleichsam vorgezeichnet ist.

Seiner Gestalt nach könnte man ihn annähernd einem Kubus vergleichen mit theils abgestumpften, theils stark verlängerten Winkeln und Kanten. Wir haben die obere oder Augenfläche, die untere oder Gaumen-, die innere oder Nasen-, die vordere oder Gesichts-, die äussere oder Schläfenfläche und die hintere oder Schädelfläche. Zwischen den beiden letzteren wird die Grenze durch eine etwas stumpfe Kante gebildet, die an manchen Schädeln mehr, an anderen weniger in die Augen fällt. Der Nasenfortsatz stellt die Verlängerung der oberen vorderen und der medianen vorderen Kante dar; der Processus palatinus die der unteren medianen, der Processus alveolaris der unteren vorderen und lateralen, der Processus zygomaticus die der vorderen lateralen Kante. Der Knochen enthält eine Höhle, deren Wände dünn sind, während die Compactheit des Knochens in den Fortsätzen zunimmt. Die der Medianlinie des Kopfes zugewandte Fläche trägt die viereckige Oeffnung der Höhle und hilft durch ihren Sulcus lacrymalis den Thränennasenkanal constituiren. Die obere Fläche bildet den Grund der Augenhöhle, welcher bei der totalen Resection verloren geht. Um so wichtiger ist es, das Periost derselben zu erhalten, wodurch selbst nach Entfernung des Knochens die Orbita noch geschlossen und annähernd in ihrer Form bleibt. In der Richtung von hinten nach vorn und etwas nach innen verläuft in derselben der Sulcus infraorbitalis, der nach vorn in dem gleichnamigen Kanal, nach hinten in der Fissura orbitalis inferior endigt. An ihrer Medianseite geht die Augenplatte wenig feste Verbindungen ein, am weitesten nach hinten mit der Augenfläche des Gaumenbeins, in der Mitte mit der Lamina papyracea des Siebbeins, am weitesten nach vorn mit dem Thränenbein, eine festere nach lateralwärts und vorn mit der Orbitalplatte des Jochbeins. Nach hinten geht sie frei in die Schläfenfläche, nach vorn in geringerer oder grösserer Breite durch eine zum Orbitalrand gehörige scharfe Kante in die Gesichtsfläche über, indem der Processus maxillaris ossis zygomatici zuweilen das Thränenbein beinahe erreicht.

Die hintere Fläche steht an ihrer Medianseite mit der Pars perpendicularis und dem Processus pyramidalis des Gaumenbeins und dem Processus pterygoideus des Keilbeins in Verbindung und hilft mit diesen durch seinen Sulcus pterygo-palatinus den gleichnamigen Kanal bilden, in welchem Arterie und Nerv gleichen Namens verlaufen.

Alle anderen Verbindungen mit dem übrigen Skelett des Kopfes werden durch die Fortsätze bewirkt, indem die vordere und die Seitenfläche vollkommen frei sind und die Nasenfläche nur die dünnwandige untere Muschel trägt.

Der Processus nasalis oder ascendens verbindet sich durch eine feinzähnige Naht mit dem Stirnbein und trägt an seinem vorderen Rand das Nasenbein, an seinem hinteren, der Orbita zugekehrten Rand das Thränenbein. Eine scharfe Leiste, die Fortsetzung des Orbitalrandes, theilt seine Lateralfläche in einen dem Antlitz und einen zweiten der Orbita zugekehrten rinnenförmigen Theil, die Fossa sacci lacrymalis, die den Thränensack aufnimmt und in den Sulcus lacrymalis übergeht.

Der Processus zygomaticus erhebt sich an seiner unteren Partie als die Fortsetzung der vorderen lateralen senkrechten Kante, indess seine dreieckige dem Jochbein zugewandte Knochenfläche das abgestumpfte obere vordere laterale Eck des Körpers darstellt. Die festeste Knochenverbindung, welche der Oberkiefer überhaupt eingeht, kommt durch diese Fläche mit dem Jochbein zu Stande.

Gleichwohl stellt sie der Trennung keine bedeutende Schwierigkeit entgegen, da sie von oben, hinten und vorn den Instrumenten zugänglich ist. Da man nicht die feste Knochenverbindung selbst lösen kann, so wird in annähernd gleicher Richtung die Trennung mittelst scharfer Instrumente vorgenommen und zwar an der schmalsten Stelle. Hierbei bleibt an dem Jochbein der unterste und zuweilen der oberste Theil des Processus zygomaticus ossis maxillaris, so wie der vordere laterale Winkel der Orbitalfläche zurück, während an dem Oberkiefer der mediane Theil des Processus maxillaris hängen bleibt.

Der Processus palatinus, die Verlängerung der unteren Fläche, trifft mit demselben Theil der anderen Seite in der Medianlinie zusammen und bildet hier die nach oben gerichtete Crista nasalis, die nach vorn als Spina nasalis anterior endigt. Der Gaumenfortsatz stellt zugleich das Dach der Mundhöhle und den Boden der Nasenhöhle dar.

Der Sinus maxillaris, der von den Wänden des Oberkiefers eingeschlossen wird, entspricht ungefähr der Gestalt des Knochens mit mehr oder weniger abgerundeten und abgestumpften Kanten und Ecken. Bei manchen Individuen erstreckt sich die Höhlung auch in die Fortsätze, nicht blos mit einer angedeuteten stumpfen Ausbuchtung, sondern mit einem eigentlichen Fortsatz, so dass dieser bei Resectionen auf dem Durchschnitt der Oberkieferjochbeinverbindung und des Nasenfortsatzes eröffnet gefunden wird. Ich habe es bei Operationen an der Leiche mehrmals am Processus zygomaticus, Billroth am Processus nasalis, Langenbeck an demselben bei einer Operation am Lebenden beobachtet.

Während die Innenfläche der Wände an einzelnen Stellen, namentlich nach hinten und nach oben, ziemlich glatt erscheint, ist sie an anderen durch kleine Furchen für Nerven und Gefässe und feine Knochenleisten und -Vorsprünge uneben. Am dünnsten sind die Wände an den Centren der vorderen und der oberen Fläche. In der medianen Wand befindet sich $1\frac{1}{2}$ Zoll vom Nasenloch entfernt die am Lebenden etwa 2 Linien Durchmesser betragende Oeffnung, durch welche der Sinus maxillaris mit dem mittleren Nasengang in Verbindung steht. Durch diese Oeffnung werden Injectionen in den Sinus gemacht, wird derselbe katheterisirt und dringen Pseudoplasmen aus der Nasenhöhle in den Sinus, als auch aus dem Sinus in die Nasenhöhle.

Das Innere der Höhle ist zunächst von einer derben Knochenhaut überzogen, welche nach Luschka (Virchow's Archiv. VIII. S. 419—425) reich an Drüsen ist. Diese vielfach verästelten schlauchartigen Drüsen geben durch partielle blasenartige Erweiterung Anlass zu Cystenbildungen. Durch lockeres Bindegewebe an das Periost angeheftet ist die zarte, dünne Schleimhaut, als Fortsetzung der Nasenschleimhaut die Maxillarhöhle auskleidend.

Der Thränennasenkanal, als Weg für die Kettensäge und andere Instrumente ebenfalls von Wichtigkeit bei der Resection des Oberkiefers, wird von der vorderen Abtheilung der lateralen Fläche des Thränenbeins, dem Processus lacrymalis der Muschel und dem Sulcus lacrymalis des Oberkiefers gebildet. Die dem Oberkiefer angehörige Rinne stellt einen Halbkanal dar, dessen ziemlich derbe seitliche Knochenleisten in der Mitte sich nahe zusammen begeben und den Kanal hier bis auf $\frac{1}{4}$ schliessen, während sie nach unten wieder mehr auseinander weichen. Nach oben von dieser Stelle wird er von dem dünnen Thränenbein, nach unten von dem noch dünneren Proc. lacrymalis der Muschel geschlossen, so dass ein vollständiger knöcherner Kanal zu Stande kommt. Sein Durchmesser beträgt durchschnittlich 2—2$\frac{1}{2}$ Linien; seine Richtung geht schräg von oben und vorn nach unten und hinten; seine Länge beträgt 6—8 Linien. Er enthält den häutigen Thränennasengang und mündet unter dem vorderen Ende der unteren Muschel.

Zum Behufe der Einlegung der Kettensäge ein Instrument, Nadel oder Sonde, durch den ganzen Kanal zu führen, hat zweierlei gegen sich. 1) Ist die Durchführung bis zum Ende des Kanals schwierig, indem ein gebogenes Instrument, welches nach vorn von selbst aus der Nasenhöhle herausträte, durch den ziemlich geraden Kanal nicht geführt werden kann, ein gerades Instrument aber, welches in der Richtung des Kanals nach unten und hinten in den unteren Nasengang eindringt, nur schwer nach vorn aus der Nase herausgeleitet werden kann; 2) würde die Durchsägungsfläche, welche vom Thränennasenkanal gerade nach vorn durch den Oberkiefer gelegt wird, bei einer Exstirpation dieses Knochens zu viel vom Processus frontalis zurücklassen. Nun ist aber die mediane Wand des Kanals von so dünnen Knochen gebildet, dass dieselben mit einer Nadel zu durchstossen gar keine Schwierigkeit darbietet. Hat man nicht besondere Gründe, einen Theil des Nasenbeins mit wegzusägen, so durchsticht man besser das Thränenbein nicht, sondern führt die Nadel dicht über der Muschel durch den Proc. lacrymalis, wo er ein dünnknöchernes Dreieck zwischen den kräftigeren nach unten auseinander weichenden Leisten bildet, die dem Oberkiefer angehören. Auf diese Weise kommt man gerade in den mittleren Nasengang, es trifft die Durchsägungsfläche nach vorn mit der Grenze zwischen Nasenbein und Oberkiefer zusammen und es wird nur ein Knochen durchstochen, der ohnehin am Oberkiefer haftend mit demselben fortgenommen werden muss. Ueberdies ist der Proc. lacrym. so dünn, dass er bei den meisten Schädeln schon beim Skelettiren verloren geht und bei pathologischen Zuständen des Oberkiefers mit am ersten zerstört wird, in welchem Fall die Nadel an der beschriebenen Stelle gar keine Knochensubstanz vorfindet.

Die Fissura orbitalis inferior bildet in den hinteren 2 Dritttheilen der Augenhöhle die Grenze zwischen lateraler und unterer Wand, indem sie in schräger Richtung von hinten und der Medianlinie nach vorn, lateralwärts und etwas nach abwärts verläuft. Die Entfernung ihres vorderen Endes vom unteren Orbitalrand beträgt durchschnittlich 7—8 Linien, vom seitlichen Rand 6 bis 7 Linien. Die vordere Entfernung ist viel geringeren Schwankungen unterworfen als die seitliche; unter 30 von mir gemessenen Fällen betrug jene nur 3mal 6 Linien, was die geringste vordere Entfernung war, die vorkam; die geringste seitliche Entfernung dagegen betrug 3 Linien, was unter 30 Fällen 1mal vorkam.

Denken wir uns von einem Rande der Fissur zum anderen eine Ebene gelegt, so würde dieselbe nicht horizontal sein und noch weniger die Fortsetzung der unteren Augenhöhlenfläche bilden, sondern sie würde auf derselben in stumpfem Winkel aufstehen. Es liegt also der Rand der Fissur, welcher der Superficies lateralis orbitae angehört, nach oben und lateralwärts von dem der Superficies inferior orbitae angehörigen Rand; an dem hinteren Theil der Fissur verläuft sogar jener meist unter dem Niveau von diesem. Die Unterscheidung eines lateralen und medianen Randes entspräche demnach dem Verhalten beider Ränder mehr als die eines oberen und unteren. Gleichwohl werden wir die letztere Bezeichnung als die gangundgäbe beibehalten.

Den oberen (lateralen) Rand der Fissur bildet der untere Rand der Orbitalfläche des grossen Keilbeinflügels, den unteren (medianen) der laterale Rand der Augenfläche des Oberkiefers und des Gaumenbeins; nach hinten grenzt sie an den Körper des Keilbeins und steht aufwärts mit der Fissura orbitalis superior, abwärts mit der Fossa spheno-maxillaris in Verbindung. Nach vorn wird sie durch einen scharfen, bogenförmigen Knochenrand begrenzt, der von der Augenfläche des Oberkiefers, des Jochbeins, des grossen Keilbeinflügels gemeinschaftlich gebildet wird, wenn nicht die Mitwirkung des mittleren Knochens durch früheres Zusammentreten des ersten und dritten ausgeschlossen wird. Nach Gruber*) ist das Jochbein ebenso oft ausgeschlossen als nicht, und zwar durch Zwischenknochen oder durch früheres Zusammentreffen der beiden anderen.

Der untere Rand ist stumpfkantig und bildet selten eine ganz gerade Linie, indem seine hintere Hälfte eine bogenförmige Hervorragung darstellt, unter welcher sich der Sulcus infraorbitalis von hinten nach vorn begibt. Dieser Sulcus bildet nach vorn von der oben beschriebenen Convexität eine mehr oder weniger seichte Einkerbung, indem er schräg über den Knochenrand von der Temporalfläche des Oberkiefers zu dessen Orbitalfläche heraufsteigt, um hier in den Canalis infraorbitalis überzugehen. Der obere (laterale) Rand verläuft im Ganzen geradlinig und bildet nahe seinem vorderen Ende, dicht vor der Mündung der Sutura spheno-zygomatica in die Fissur eine kleine nach unten und medianwärts stehende Lingula**), welche die Fissur an dieser Stelle

*) Abhandl. aus der menschl. und vergl. Anatomie. Petersburg 1854. S. 116.

**) Diese Lingula ist wohl zu unterscheiden von dem dahinter liegenden Tuberculum spinosum, in welchem die Crista infraspinalis (Henle) oder der untere etwas verengert, namentlich wenn sie stark ausgebildet ist und die Richtung medianwärts in höherem Grade zeigt (cf. Fig. 2).

Die untere Augengrubenspalte ist nach hinten enger als nach vorn, gewöhnlich ist ihr vorderes Ende ihre breiteste Stelle (Sinus fissurae). Unter 60 an 30 Schädeln von mir gemessenen Fissuren waren nur 2 (nämlich an ein und demselben Schädel), deren vorderes Ende sich verengerte. Die durchschnittliche Breite des vorderen Endes oder des Sinus der Fissur, wie sie sich aus 60 Messungen ergibt, ist $2\frac{1}{8}$ Linien. Die geringste Breite betrug 1 Linie und kam 2mal vor, jedoch nicht an demselben Schädel. Die grösste Breite war 5 Linien, die ich einmal an der Fissur eines Javanesen, einmal an der eines Europäers gefunden habe.

Die beiden Fissuren eines Schädels sind im Allgemeinen nach demselben Typus geformt, ohne jedoch in der Mehrzahl der Fälle ganz symmetrisch, namentlich ohne gleich weit am vorderen Ende zu sein. Nur als Notiz sei hinzugefügt, dass ein Neger-, ein Javanesen- und ein Sangeresenschädel auffallend weite Fissurae orbitales inferiores zeigten. Die Breite des Sinus derselben betrug bei ersterem R. 4 Linien, L. $4\frac{1}{2}$ Linien, beim zweiten R. $4\frac{1}{4}$ Linien, L. 5 Linien, beim dritten R. und L. 4 Linien, ein Verhältniss, wie es unter 26 Europäerschädeln nur einmal ähnlich vorkam.

Die Weite des vorderen Endes der unteren Augengrubenspalte kommt auf verschiedene Art zu Stande. Theils indem sich 1) die Fissur von hinten nach vorn gleichmässig erweitert, wie in Fig. 2., so dass sie annähernd einem spitzwinkligen Dreieck gleicht mit vorderer Basis und rückwärts gekehrter Spitze. In diesem Falle sind die vorhin beschriebenen Hervorragungen und Einkerbungen der beiden Seitenränder wenig ausgebildet. Dies ist das seltenere Vorkommen; gewöhnlicher ist, dass 2) nach vorn von der beschriebenen Lingula des oberen (lateralen) Randes die Fissur eine Ausbuchtung bildet entweder a) blos nach oben cf. Fig. 1., so dass die ganze Fissur die Gestalt eines Stiefels erhält oder b) nach **oben und unten**, wodurch die Augengrubenspalte einem Hammer

Rand der Temporalfläche des grossen Keilbeinflügels endigt und von welchem sich eine Kante entweder medianwärts zur Crista orbitalis oder abwärts zur Crista spheno-maxillaris oder auch zu beiden fortsetzt.

ähnlich erscheint cf. Fig. 3. Ein seltenes beinahe ausnahmsweises Vorkommen ist das, c) wenn die Sutura spheno-zygomatica an ihrer unteren Partie auseinandersteht und dadurch eine unregelmässige, vielfach gezahnte Fortsetzung der Fissura orbitalis nach oben zu Stande kommt (Fig. IV.).

In einem Fall, wo diese Conformation in ihrer höchsten Ausbildung vorhanden ist und zwar an dem Schädel eines Erwachsenen, klaffte die Sutura spheno-zygomatica beinahe bis an ihr oberstes Ende so, dass die Entfernung des unteren Randes des Sinus von dem oberen Ende dieses vielgezackten Ausläufers 9 Linien betrug. Möglicher Weise könnte diese Gestalt der Fissur, wie man sie an Schädeln hin und wieder findet, durch das Herausfallen eines Zwischenknochens entstanden sein, welche nach Gruber (a. a. O.) und meiner Beobachtung an dieser Stelle zwischen den drei den vorderen Augenspaltenrand bildenden Knochen zuweilen vorkommen.

Es ergibt sich aus der Gestaltbeschreibung wie aus den Messungen der Fissura orbitalis inferior und ihres Sinus, dass in ihrer Enge die Schwierigkeit, welche gewöhnlich die Einführung der Kettensäge in dieselbe und um das Jochbein herum darbietet, nur ausnahmsweise ihren Grund haben kann.

Auch bei Erkrankung des Oberkiefers und der Highmorshöhle wird entweder die Orbitalplatte und der Rand der Fissur gar nicht in den Bereich der pathologischen Veränderungen gezogen, oder wenn sie von dem Leiden erreicht wird, so wird ebenso oft oder noch öfter die Fissur durch Usur oder Caries des angrenzenden Knochens erweitert und vergrössert, als sie durch Knochenneubildung oder durch Ausdehnung der Wände der Highmorshöhle verengert wird *).

*) Beweis dafür liefert eine grosse Anzahl der Präparate in den Sammlungen zu München, Erlangen, Würzburg, Berlin.

II.

Pathologisch-anatomische Bemerkungen.

Wie der Oberkiefer durch seine Lage, Gestalt und die Dünnheit seiner Wände für operative Eingriffe besonders zugänglich ist, so ist er auch traumatischen Verletzungen in hohem Grade ausgesetzt. Stich- und Hiebwunden, Frakturen und Splitterung durch Einwirkung stumpfer Gewalt (cf. das chirurg. und Augenkranken-Klinikum zu Erlangen von J. F. Heyfelder, in Walther und Ammon's Journal für Chir. u. Augenheilkunde. Bd. III. Hft. 4. 1844. v. Jahr 1843—1844. S. 59) und beinahe vollständiger Verlust des Knochens durch Kugeln (cf. J. F. Heyfelder, das chirurg. und Augenkranken-Klinikum etc. vom Jahr 1852—1853. S. 58 und vom Jahr 1853—1854. S. 35, in der Deutschen Klinik 1853 u. 1854, Gaz. des hôp. 1854. p. 195, Ribes, Hyrtl's topograph. Anat. III. Aufl. S. 289) sind häufig beobachtet worden.

Gleichwohl geben diese Verletzungen nur selten Anlass zu Resectionen, indem die Frakturen dieses Knochens leicht heilen, und es sich selbst bei ausgedehnten Splitterungen und Zerstörungen hauptsächlich darum handelt, möglichst viele Knochentheile als Stütze für die Gesichtsweichtheile zu erhalten. Partielle Resectionen können nöthig werden, um prominirende scharfe Knochenflächen oder -Kanten abzutragen, eingedrungene fremde Körper, wie Kugeln, Messerspitzen zu entfernen, fehlerhaft geheilte Frakturen zu corrigiren, wenn sie Functionsstörungen beim Sprechen und Kauen oder auffallende Difformität verursachen.

Nekrose des Oberkiefers ist namentlich in neuerer Zeit häufig beobachtet worden, am häufigsten in Folge von Verletzungen, Syphilis, Merkurialismus und besonders in Folge von Einwirkung von Phosphordämpfen (Lorinser, Heyfelder, Bibra und Geist etc.). Sie betrifft gewöhnlich den Processus alveolaris und palatinus, erstreckt sich aber auch auf den ganzen Oberkiefer und selbst auf die benachbarten Knochen; zuweilen werden die Gesichtsweichtheile in geringer oder selbst bedeutender Ausdehnung zerstört. Die Ausgänge sind spontane Heilung mit Exfoliation einzelner Knochentheile, selbst mit Verlust beinahe des ganzen Knochens, Tod durch langwierige Eiterung, durch consecutive Meningitis etc.

Geist (Bibra und Geist, die Krankheiten der Arbeiter in den Phosphorzündholzfabriken. Erlangen 1847) gibt eine tabellarische Zusammenstellung der in einem Zeitraum von etwa 4 Jahren zur Kenntniss gekommenen Fälle von Phosphornekrose der Kieferknochen; darunter sind 26 Fälle von Nekrose des Oberkiefers auf 29 des Unterkiefers. In der Erlanger chirurgischen Klinik wurden von 1842—1854 3 Fälle von Necrosis max. sup. und dagegen wenigstens 6 Fälle von Necrosis mandibulae laut den Jahresberichten beobachtet.

Eine partielle Resection des Oberkiefers wegen Necrosis mercurialis machte J. F. Heyfelder (Resectionen und Amputationen, Bonn und Breslau 1854. S. 18), totale Resectionen eines oder beider Oberkiefer wegen Necrose: Maisonneuve (Gaz. des hôp. 1850. p. 410), Jüngken (Deutsche Klinik 1850. S. 48), Dietz, Küchler (Deutsche Klinik 1856. No. 13. S. 141), Pitha (Cnyrim, Diss. de necrosi phosph. Wirceb. 1856.), Wilms u. A.

Caries befällt den Oberkiefer häufig, und zwar als Folge einer traumatischen Ostitis, oder als Fortsetzung eines von den Weichtheilen des Gesichtes oder Gaumens verlaufenden Verschwärungsprozesses, oder als aus einer Dyskrasie hervorgegangenes örtliches Leiden (Syphilis, Scrophulosis), bald in Folge von Empyem des Sinus maxillaris und der verschiedensten Afterbildungen (primäre und secundäre Caries). Bei längerem Bestand des Leidens nehmen die Weichtheile gewöhnlich Theil durch Entzündung, Geschwulst, Perforation, Fistelbildung. In 4 Fällen von Wilms waren Fistelöffnungen in der Wange vorhanden. Oberflächliche und auf die freien Ränder, Fortsätze und einzelne Wände beschränkte Caries indicirt natürlich weniger eingreifende Operationen, als wenn sie über einen grösseren Theil des Knochens ausgedehnt ist. Bei durch Afterproducte bedingtem Beinfrass bestimmt deren Natur und Ausdehnung, ob und wie operirt werden muss. Bei scrophulöser Caries muss der Resection Heilung oder wenigstens Behandlung der Scrophulose vorausgehen oder gleich auf dieselbe folgen, indem sonst keine oder eine sehr langsame Heilung der Operationswunde, so wie eine baldige Recidive bevorsteht.

2 Fälle von oberflächlicher Caries des Oberkiefers theilt Hecker mit (Klin. Bericht. Prag. Vierteljahrschr. 1854. Bd. IV. S. 183). Partielle Resectionen wegen Caries machten Beaupréau, Graefe, Jäger, Wilms, Heyfelder. Letzterer resecirte den unteren Theil des Oberkiefers wegen scrophulöser Caries des Gaumen- und Zahnfortsatzes bei einem 12jährigen Knaben. Langsame Heilung. Recidiv nach 1½ Jahren.

Einen sehr interessanten Fall von Caries (Caries necrotica?) der Oberkieferknochen erzählt Heller*). Ein vierjähriges, sonst gesundes Mädchen bekam unter langwierigen Entzündungserscheinungen der Weichtheile und des Knochens Caries beider Oberkiefer, die mit Verlust des grössten Theils dieser Knochen, Ausbreitung auf alle Gesichtsknochen, auf einen Theil der Knochen der oberen Extremität und nach fast 3 Jahren mit dem Tode endigte.

Sclerose des Oberkiefers, über kleinere oder grössere Theile desselben ausgedehnt, beobachten wir in Folge der verschiedensten krankhaften Prozesse des Oberkiefers, der benachbarten Knochen oder der bedeckenden Weichtheile; am häufigsten in Folge syphilitischer Ostitis und Periostitis; doch auch bei Nekrose, in der Nähe von Neubildungen der verschiedensten Art, namentlich an deren Grenze und Basis, bei langwierigen Verschwärungsprozessen der Weichtheile des Gesichts, der Mund- und Nasenhöhle. Ausser der Verdichtung des Knochengewebes ist gewöhnlich Volumenszunahme und Gestaltveränderung, bei hohem Grade und Ausdehnung über die Verbindungen mit benachbarten Knochen Syno-

*) Beiträge zur pathologischen Anatomie. Stuttgart 1835.

stose der Suturen vorhanden. Ist man in einem solchen Falle genöthigt, zu operiren, so begegnen die Instrumente in dem sclerosirten Knochen einem bedeutenden Widerstand und wird die Operation erschwert und verlangsamt. Bei sonst vorhandenen Indicationen kann eine solche Gewebsveränderung des Knochens übrigens keine Contraindication abgeben.

Ein höchst interessanter Fall von Sclerose der Oberkiefer, des Keil- und Stirnbeins ist mir durch die Güte des Prof. Virchow zur Untersuchung und Beschreibung zugekommen.

Bei der Obduction einer schon sterbend in die Charité gebrachten alten Frau fanden sich ausser anderen, meist dem höheren Alter angehörigen Veränderungen und einer alten syphilitischen Narbe mit tiefer Einzeichnung im linken Leberlappen folgende Abnormitäten des Schädels, zunächst der die Nasen- und Mundhöhle constituirenden oder begrenzenden Theile:

Die Nase ist eingesunken, deren Rücken in gerader Linie senkrecht zur Oberlippe verlaufend; Septum, Vomer und Muscheln zerstört; die Uvula durch einen auf beiden Seiten des Pharynx verlaufenden Narbenzug rückwärts gezogen. Auf der Sutura coronalis eine kleine Exostose und ausgebreitete Hyperostose, auf der Innenseite zahlreiche Osteophyten. Von der Schädelhöhle aus gesehen, erscheint der Raum zwischen Türkensattel und Stirnbein verkürzt; der mittlere und untere Theil des Stirnbeins und des Siebbeins weiss, wie Elfenbein, durch die Dura mater durchscheinend.

Ein senkrechter Durchschnitt, etwas nach rechts von der Mittellinie durch den Schädel von vorn nach hinten angelegt, lässt die Ausdehnung der Sclerose nach oben, unten und hinten verfolgen. Das Stirnbein ist an seiner ganzen unteren Partie sclerosirt, sowohl die vordere und hintere Wand, als auch die Scheidewand der Stirnhöhlen dergestalt verdickt, dass diese wesentlich verengert und besonders von vorn nach hinten zusammengedrückt erscheint. Synostose der Nähte zwischen Stirnbein einerseits und Sieb- und Nasenbein andererseits. Die Zellenwände des Siebbeins, die Lamina papyracea, die Lamina cribrosa bedeutend dick und hart, die Foramina cribrosa verengert und rareficirt. Das Keilbein ist an dem vorderen Theil seines Körpers dergestalt sclerotisch verdickt, dass sowohl die Sella turcica als die vordere Schädelgrube verengert und die Höhle des Keilbeins auf ein Cavum reducirt ist, welches an seiner weitesten Stelle etwa 4‴ lang, $3\frac{1}{2}$‴ breit ist. Die hintere Grenze der Sclerose wird durch eine schräg von der Mitte des Türkensattels nach unten und hinten gezogene Linie bezeichnet. Nach unten setzt sie sich in Gestalt einer mehr oder weniger scharf begrenzten, oben stärkeren, unten schwächeren Auflagerung auf den vorderen Theil der Lamina interna processus pterygoidei fort. Die Verbindung des Oberkiefers mit Nasen- und Stirnbein ist nicht mehr wahrzunehmen. (Synostose.) Die Sclerose erstreckt sich über den Processus ascendens beider Oberkiefer in ihrer ganzen Dicke, über den Margo orbitalis inferior, bis auf die Orbitalplatte, bis auf das Jochbein, auf die Oberfläche der äusseren und vorderen Oberkieferwand, an welcher sie gegen den Alveolarrand hin in ungleicher Entfernung aufhört. Zugleich ist der aufsteigende Theil des Gaumenbeins, so wie das Thränenbein sclerosirt, dadurch der Thränennasenkanal verengert und bei der pathologischen Verdickung der denselben auskleidenden Weichtheile beinahe impermeabel. Das Periost ist an den sclerosirten Knochenpartien bald mehr, bald weniger verdickt, ebenso die Nasenschleimhaut, welche zugleich vielfache Narben zeigt. Merkwürdiger Weise ist der harte Gaumen und die ihn bedeckenden Weichtheile intakt.

Neubildungen.

Beinahe alle im Knochengewebe überhaupt vorkommenden Afterbildungen sind auch am Oberkiefer beobachtet worden und haben schon zur partiellen oder totalen Abtragung desselben Anlass gegeben. Sie nehmen ihren Ausgangspunkt bald vom Sinus maxillaris, namentlich von dem submukösen Periost, bald von den Knochenwänden und zwar entweder von der Beinhaut, von der äusseren Knochentafel oder der spongiösen Knochensubstanz.

1. Bindegewebsgeschwülste. Die verschiedenen Bindegewebsgeschwülste sind neben den Carcinomen die häufigste Neubildung des Oberkiefers, wie auch der Oberkiefer unter allen Knochen des Skeletts am häufigsten der Sitz derselben ist. Sie sind einer bedeutendenden Volumenszunahme fähig (bis zu Mannskopfgrösse), oft in kurzer Zeit. Ob sie aus dem Sinus maxillaris oder dem Knochen entspringen, so dehnen sie bei Grössenzunahme die Knochenwände zu dünnen, leicht zerbrechlichen Blättern aus, durchdringen sie endlich vollständig und ragen dann durch diese Oeffnung in eine angrenzende Höhle oder frei unter die bedeckenden Weichtheile. Schon bei der Ausdehnung der Knochen, mehr noch beim Durchdringen derselben werden die benachbarten Höhlen verengert, oft förmlich aufgehoben; namentlich die Nasenhöhle, durch welche hindurch sich die Neubildung sogar bis in die entgegengesetzte Highmorshöhle fortsetzt. Wenn die Geschwulst auf einer Knochenwand nicht im Antrum ihren Ursprung hat, so wird dieses ebenfalls verengert, verschoben, selbst in eine nur durch die auskleidende Schleimhaut noch als solches erkennbare Spalte verwandelt oder gänzlich aufgehoben. Die Verengerung und Ausfüllung

der Orbitalhöhle hat Exophthalmus und selbst Zerstörung des Bulbus zu Folge. Von der Orbita aus gewinnen die Geschwülste auch den Sinus frontalis und selbst die Schädelhöhle. Nach hinten setzt sich die Neubildung möglicher Weise bis zur Schädelbasis und den Halswirbelkörpern fort, Schlucken, Athmen und Sprache erschwerend. Nach abwärts drängen sie den Gaumen gleichförmig oder höckerig in die Mundhöhle herab, wobei durch Compression der Alveolen die Zähne locker werden und herausfallen, und umschliessen zuweilen den Unterkiefer an seinem Gelenk und bis zum Winkel herab, so dass dessen Bewegungen bedeutend gehemmt sind. Nach vorn wölben sie die betroffene Gesichtshälfte oder das ganze Gesicht gleichmässig oder uneben hervor, spannen die Weichtheile, welche dadurch verdünnt, glänzend und durch erweiterte, durchschimmernde Venen häufig bläulich erscheinen.

Ein nicht gar seltenes Symptom, das sie bei grösserer Ausdehnung hervorrufen, ist Blindheit, Taubheit, Geruchlosigkeit auf der betroffenen oder auf beiden Seiten.

Im Allgemeinen bedingen sie mehr das Gefühl von Spannung als von Schmerz, können aber unter gegebenen Umständen, z. B. durch Compression oder Zerrung gewisser Nerven lebhafte Schmerzempfindung erregen und dadurch die Aehnlichkeit mit Carcinomen vervollständigen. Sie gehen selten weitere Metamorphosen ein; zuweilen verknöchern sie.

Demungeachtet und ungeachtet ihrer gutartigen Natur machen ihr bedeutendes Wachsthum und die dadurch gesetzten Functionsstörungen, Gewebsveränderungen und Feststellungen die Exstirpation derselben nöthig. Dabei muss mehr oder weniger von dem Oberkiefer selbst resecirt werden, theils um sich den Weg zu der Neubildung zu bahnen, theils weil sie von demselben ausging oder derselbe nachträglich durch Osteophytenbildung in jene hineingewachsen ist.

Das eigentliche Fibroid, als eine abgesackte, ausschälbare, aus Bindegewebsfasern und Fibrillen bestehende Geschwulst scheint am Oberkiefer kaum beobachtet zu sein. Am meisten scheint hierher ein Fall von Chassaignac (Gaz. d. hôp. 1854. S. 328) zu gehören; zunächst dann der zweite der von Billroth (Deutsche Klinik 23. Juni 1855) mitgetheilten. Gibt man das von Rokitansky als Charakteristikon des Fibroids bezeichnete Symptom der Begrenzung, Ausschälbarkeit auf und berücksichtigt man mehr nur das anatomische und mikroskopische Verhalten, so wie die Erscheinungen während des Lebens, so lässt sich die Zahl der am Oberkiefer beobachteten fibrösen Geschwülste allerdings noch etwas vermehren; immerhin aber ist es selten im Vergleich mit den Sarkomen und Carcinomen. Nach Giraldis*) kommen sie in Indien häufig vor und zwar bei jungen Männern, ohne dass ein Grund dieses häufigeren Auftretens in jenen Gegenden bekannt wäre. Sie zeigen eine ganz homogene, für das unbewaffnete Auge structurlose, meist helle, gelblich-röthliche, feste Durchschnittsfläche, sind allseitig mit dem Knochengewebe verwachsen, welches theilweise zu Grunde gegangen ist, oder sie sind von den verdünnten, hie und da perforirten Knochenplatten lösbar und haben nur an ein und der anderen Stelle Verwachsungen mit denselben eingegangen. Ihre gewöhnliche Gestalt ist kugelig, plattkugelig, durch die perforirten Knochen lappige Fortsätze vorschiebend, ohne dass Tendenz zu Verschwärung in den davon betroffenen Theilen entstünde. Sie wachsen sehr langsam, sind an und für sich schmerzlos, ein Theil derselben recidivirt nach wiederholten Exstirpationen immer aufs Neue (Paget's recurring fibrous tumours). In dem ersten von Billroth mitgetheilten Fall fanden 2, im zweiten 6 Recidive statt, und zwar in Zwischenräumen von einigen Jahren, wenigen Monaten und selbst in noch kürzerer Zeit.

Ausser diesen beiden Fällen, dem von Chassaignac, einem von Stanley, ist mir noch einer von Baum**) bekannt, wo er bei einem 14jährigen Mädchen die Exstirpatio maxillae superioris wegen eines ziemlich grossen Tumor fibrosus mit vollständigem nach 6 Jahren constatirtem Erfolge vornahm. Die Kenntniss eines weiteren Falls verdanke ich der Güte des Geheimrath Langenbeck, der bei einer 45jährigen Frau 1855 wegen Tumor fibrosus eine partielle Resection des Oberkiefers mit gutem Erfolg ausführte.

*) Giraldis, Des maladies du Sinus maxillaire. Paris 1851.

**) August Borchert, Nonnulla de excisione maxillae superioris totali. Rostock 1857.

Das Sarkom ist dagegen sehr häufig und zwar meist vom submukösen Periost der Highmorshöhle ausgehend. Es stellt der Mehrzahl nach gelappte, höckerige, seltener rein kugelige Geschwülste dar. Mit den benachbarten Geweben, namentlich mit den Bindegewebselementen gehen sie dergestalt Verbindungen ein, dass sie nicht ohne deren Verletzung herausgeschält werden können. Kann man bei ihrer Ablagerung den Ausgangspunkt mit entfernen, so pflegt eine Recidive nicht einzutreten. Sie verknöchern zuweilen. Eine andere Veränderung, welche sie eingehen, ist die, dass sie einem nekrotischen Prozess verfallen und auf diese Art abgestossen werden, jedoch so selten, dass der Indication, sie recht zeitig zu entfernen gegenüber darauf kaum reflectirt werden kann. Die verschiedenen Formen des Sarkoms, das Gallertsarkom (Müller's Collonema), das faserige und das zellige Sarkom mit ihren ausgesprochensten Formen und in den verschiedensten Uebergängen sind am Oberkiefer beobachtet und haben mehr oder weniger umfangreiche Resectionen veranlasst. Am seltensten das Gallertsarkom, am häufigsten das faserige Sarkom und zwar gewöhnlich vom submukösen Periost der Höhle ausgehend, als kolbige, walzen-, spindelförmige, häufig gestielte, an ihrem freien Ende oft mehrfach getheilte Gebilde; von den Autoren als sarkomatöse oder fibröse Polypen bezeichnet. Sie füllen den Sinus maxillaris aus und gehen häufig in die benachbarten Höhlen über, doch können sie auch anderwärts entspringend erst secundär in den Sinus gelangen. Rundlich und von bedeutendem Umfange verdienen sie den Namen Polypen nicht mehr und entsprechen genau dem, was über Sarcom und Bindegewebsgeschwülste im Allgemeinen gesagt ist. Ihrer derben Consistenz und festen Verbindung mit dem Knochen wegen kann ihre radikale Entfernung ohne gleichzeitige Knochenabtragung nicht erzielt werden. Schneidet man sie mit Zurücklassung eines Theils ab, so pflegen sie nachzuwachsen. Ein von Nélaton radikal exstirpirter fibröser Nasenrachenpolyp war vorher von Velpeau und Andern 26mal mit stets unvollständigem Erfolg und Recidiven exstirpirt worden.

Auch die Form des Cystosarcoms ist, wenn auch seltener, am Oberkiefer beobachtet worden und hat dessen Exstirpation zur

Folge gehabt. Namentlich darf es als ein durch seine Seltenheit wichtiges Vorkommen bezeichnet werden, dass J. Müller's Cystosarcoma phyllodes, welches dieser Autor, Paget und Rokitansky ausschliesslich der Brustdrüse zuzuschreiben geneigt scheinen, in der Erlanger chirurgischen Klinik am Oberkiefer zur Beobachtung und Operation kam.

Endlich muss hier noch der Epulis Erwähnung geschehen, einer Geschwulst, die vom Processus alveolaris der Kieferknochen selbst oder dessen Periost, häufig von einer Alveole selbst ausgehend, bald mehr gallertartig, bald mehr faseriger Structur ist, zuweilen den Uebergang zum Enchondrom bildet und theilweise verknöchern kann. Nicht von einer besonderen Structur, sondern von ihrem Standort hat sie einen besonderen Namen bekommen, unter dem Enchondrome und Carcinome gewiss früher häufig mit unterliefen.

2 Fälle von Sarcom. Exstirpation durch partielle Resection.

Ed. Stanley (Illustrations of the effects of disease and injury of the bones with description and explanations statements. London 1849.) beschreibt ein etwa taubeneigrosses Sarcom, welches vom Alveolarrand beginnend in die Highmorshöhle hineinwuchs, deren Schleimhaut ablöste und vor sich her drängte, und welche von Mr. Luke im London hospital durch partielle Resection des Oberkiefers mit gutem Erfolg entfernt wurde.

Einen ganz ähnlichen Fall theilt Pitha mit (Prag. Vierteljahrschr. 1849. Bd. I. S. 131.

Sarcom des linken Sinus maxillaris von Mannskopfgrösse.

In der Münchener pathologischen Sammlung befindet sich ein durch ein mannskopfgrosses Sarcom unförmlicher Kopf. Die Geschwulst, von dem linken Sinus maxillaris ausgehend, füllt denselben gänzlich aus, ragt als unförmlicher, ungleicher Tumor in das Gesicht, erfüllt die linke Orbita theilweise, so dass der Bulbus comprimirt und hervorgedrängt wird, setzt sich in die Stirnhöhle fort und bildet selbst auf der Basis der vorderen Schädelhöhle höckrige Hervorragungen. Indem die Nasenhöhlen durch Compression besonders von den Seiten her fast gänzlich impermeabel geworden, die äussere Nase nach Verlust ihres knöchernen Gerüstes beinahe verstrichen ist, hat sich die Geschwulst auch in den rechten Sinus maxillaris hinübergezogen, denselben mässig ausdehnend. Nach hinten reicht sie bis zum weichen

Gaumen; nach unten ist der harte Gaumen, namentlich aber der Alveolarfortsatz, unförmlich aufgetrieben, mehr links als rechts. Links wackeln der Eck- und der erste Backzahn; die Zähne weiter rückwärts fehlen

Die Geschwulst ist von hartweicher Consistenz und grösstentheils faserigem Gefüge; die Knochen des Gesichtes sind theils gänzlich durch Druck zu Grunde gegangen, theils als schwache Rudimente, theils als aufgetriebene Wände vorhanden.

Sarcom des rechten Sinus maxillaris von Kindskopfgrösse.

Ebendaselbst befindet sich eine zweite ähnliche Geschwulst von Kindskopfgrösse, welche von der rechten Highmorshöhle ausgeht, in die Augenhöhle, deren Boden sie durchdrungen hat, hineinragt, bis an den Keilbeinkörper reicht, das Unterkiefergelenk umfasst und, ohne mit dessen Periost oder Knochensubstanz Verbindungen einzugehen bis an dessen Winkel herabreicht. In die linke Highmorshöhle eingedrungen, hat sie deren Knochenwände, die Nasenwand ausgenommen, intakt gelassen, während die Nasenhöhlenknochen als kleine Stückchen in der Geschwulst zu fühlen sind, die mediane Knochenfläche der rechten Orbita gleich einem Papierblättchen verdünnt ist, und der harte Gaumen rechter Seits knollig hervorgewölbt erscheint. Die Neubildung besteht aus 3 Hauptlappen und gleicht an Consistenz und Structur der vorigen.

Gallertsarcom der vorderen Wand des Oberkiefers. Resectio partialis.

Ein Gallertsarcom derberer Consistenz, von der Gesichtsfläche des Oberkiefers ausgehend und dieselbe gänzlich einnehmend wurde im Jahre 1845 in der chirurgischen Klinik zu Erlangen beobachtet. Es hatte sich bei einem 3jährigen Knaben in Zeit eines Vierteljahrs schmerzlos, ohne Miterkrankung der Wangenweichtheile, ohne Verschiebung der Knochenwände entwickelt, wurde mittelst Resection der vorderen Wand des Oberkiefers durch J. F. Heyfelder entfernt und ist bis jetzt, also 12 Jahre ohne Recidive geblieben (cf. J. F. Heyfelder, Resectionen und Amp. Breslau und Bonn 1854. S. 19).

Gallertsarcom. Resectio partialis.

1) Derselbe resecirte wegen eines ähnlichen Tumors den Processus alveolaris sammt der unteren Wand der Highmorshöhle bei einem 36jährigen Bauermädchen ohne Verletzung der Weichtheile. Dauernde Heilung ohne äussere Entstellung.

Die mikroskopische Untersuchung der Geschwulst ohne Wasser zeigte eine amorphe Grundmasse mit vielen eingebetteten Zellenkernen, nach Wasserzusatz viel körnige Zellen von runder und verzogener Form, spindelförmige Faserzellen. Nach Zusatz von Essigsäure wurde das Blastem blass und das Ganze erhielt ein netzähnliches Aussehen.

2) M. Ward*) exstirpirte ein Gallertsarcom des Nasenbeins, der Nasenfortsätze des Oberkiefers wie des Septi nasi mit gleichzeitiger Resection der erkrankten Knochen; der Patient starb an Pneumonie.

*) Lancet 1854. Bd. II. S. 480.

2 **interessante Beispiele** von **fibrösen Polypen** theilt **Adelmann** (Untersuchungen über krankhafte Zustände der Oberkieferhöhle. Dorpat u. Leipzig 1844.) mit.

Der erste Fall, dadurch besonders wichtig, dass die Beobachtung am Lebenden durch die Section vervollständigt wurde, betraf einen 12jährigen Bauernknaben, bei welchem sich im Zeitraum von 2 Jahren unter lebhaftem Zahnschmerz ein gestielter fibröser Polyp von der hinteren oberen Fläche der Highmorshöhle entwickelt und, in drei Hauptäste und vielfache Endverzweigungen getheilt, die Höhle selbst ausgefüllt hatte, in die rechte Orbita, in die rechte Stirnbeinhöhle, in die Nasen- und Mundhöhle, in den Sinus maxillaris der anderen Seite, an die Pars basilaris des Hinterhauptbeins und bis in den Schlund vorgedrungen war. Der rechte Oberkiefer war nach vorn geschoben, seine äussere und hintere Fläche sammt dem Processus pterygoideus des Keilbeins, die beiderseitigen Processi palatini sammt den Gaumenbeinen resorbirt. Auch die Knochen der Schädelbasis waren an mehreren Stellen durch Druck mehr oder weniger atrophisch; der Unterkiefer rechts halb luxirt und in Gestalt, Consistenz und Richtung mehrfach verändert.

Am Lebenden beobachtete man ausser der bedeutenden Entstellung: rechts Exophthalmus und Verschwärung des Bulbus, Unfähigkeit den Mund vollständig zu öffnen, durch die Nase zu athmen, daher häufig Athemnoth, undeutliche Sprache; allgemeine Abmagerung. Der äussere Theil der Geschwulst konnte mit Leichtigkeit ganz, dieser mit der Schädelbasis in Verbindung stehende nur theilweise abgetragen werden. Tod nach leichten Convulsionen 3 Tage nach der Operation.

Im zweiten Falle wurde an einem 12jährigen Knaben ein Nasenpolyp und ein Polyp des Sinus maxillaris der rechten Seite beobachtet, die im Zeitraum von 2 Jahren ohne bedeutende Schmerzen sich entwickelt hatten. Letzterer hatte den Oberkiefer mässig ausgedehnt und an seiner vorderen Wand einen Substanzverlust zur Folge gehabt, durch welche hindurch die Entfernung des gestielten Polypen leicht gelang. Nicht so die des Nasenpolypen, welcher sich bis an die Schädelbasis und die Körper der Halswirbel erstreckte und daher nur theilweise abgetragen werden konnte.

Vor der Operation war die Sprache ganz undeutlich, das rechte Auge, bei ganz geringer Hervortreibung und normalem Aussehen, amaurotisch (seit 5 Monaten), das rechte Ohr schwerhörig. Schon 24 Stunden nach der Operation sah und hörte der Patient auch auf dieser Seite ganz normal.

Zu vergleichen sind auch die mehr oder weniger hierher gehörenden Beispiele von **Ruysch** (Opera omn. anatom. med. chir. Amsterdami 1736. p. 71. Fig. 60, 61), von **Sandifort** (Museum anatom. T. I. p. 161. T. II. Taf. 30 u. 31.), **Clément** (Journal de médecine. T. 32.), **Dieffenbach** (Zeitschrift für gesammte Med. Bd. II. 153.), **Lesenberg**, Ueber Geschwülste der Oberkieferhöhlen. Rostock 1856. S. 12 u. 18.

Partielle Resectionen des Oberkiefers wurden wegen fibröser Polypen der Highmorshöhle gemacht von Gensoul (Lettre chir. sur quelq. malad. grav. du sin. max. Paris 1833), Jourdain (Abhandlung über die chirurg. Krankh. des Mundes und der mit demselben in Verbindung stehenden Theile. A. d. Französ. Nürnberg 1784.), Dieffenbach (Operat. Chirurgie), Pitha (Prager Vierteljahrschr. 1849. Bd. I. S. 133) und Andere.

Zelliges Sarcom des Oberkiefers. Partielle Resection.

Lawrence behandelte eine 21jährige Frau, welche an dem vorderen Alveolartheil des Oberkiefers eine Geschwulst trug, die vor 12 Monaten entstanden und zuweilen schmerzhaft war. Sie sass im spongiösen Gewebe zwischen den Wänden des Alveolartheils und den benachbarten Theilen des Oberkiefers, ragte in die Nasen- und Mundhöhle, die Schleimhaut vor sich her treibend nach Perforation des Knochens. Lawrence trug die vordere Wand des Oberkiefers ab, exstirpirte die Geschwulst sammt ihrer Basis. Dieselbe hatte alle mikroskopischen Bestandtheile des Myeloid tumours, war hart, succulent, in allen ihren Theilen dunkelröthlich wie Herzsubstanz. Nach 2 Jahren kein Recidiv. Das Präparat befindet sich im Bartholomeus-Spital.

Zelliges Sarcom des rechten Oberkiefers. Resectio partialis.

Frau, 22 Jahre alt. Eine auf dem rechten Oberkiefer aufsitzende Geschwulst wurde innerhalb 13 Monate 4 Mal exstirpirt. Bei der vierten Operation fand man, dass der Tumor durch die Alveole des ersten Backzahns in den Sinus maxillaris gedrungen war. 9 Wochen nach der anscheinend radicalen Exstirpation erschien eine neue Geschwulst, die, wie es schien, von der ganzen Vorderseite des Oberkiefers ausging, fest, dicht, elastisch, schmerzlos war, bedeutende Prominenz gegen das Gesicht verursachte, ebenso in das rechte Nasenloch und in die Mundhöhle. Schnelle Zunahme. Bald darauf entstand eine ähnliche Geschwulst aus der linken Fossa canina, die in gleicher Weise zunahm; ebenso zwei weiche Tumoren an den Seitenwandbeinen. Dabei die Gesundheit gut. Verschwärung der Gaumenschleimhaut an der hervorragendsten Stelle; gleichwohl kein Hervorwuchern derselben, keine Blutung, kein schnelles Wachsthum. Nach ½ Jahr stand die Entwickelung der Geschwulst still. Lawrence nahm die vordere Wand, den unteren Theil des Nasen- und den Gaumenfortsatz des rechten Oberkiefers weg und entfernte alles Krankhafte aus dem Antrum. Genesung; allmäliges Verschwinden des Tumors der linken Seite, ebenso der Geschwülste der Parietalbeine. Völlige Gesundheit. — Der abgetragene Theil des Oberkiefers war eingelagert in eine grosse, unregelmässige, rundliche Geschwulst, bestehend aus einer enggefügten, glänzenden, glatten, brüchigen Substanz von dunkelgrauer Farbe, unterlaufen und gefleckt mit verschiedenen Schattirungen von rosa und tief dunkelroth. Sie war nicht eigentlich gelappt, umschloss Partien spongiöser Knochensubstanz und hing fest mit den umgebenden Theilen zusammen. Mikroskopisch — myeloide Tumour — die mehr kernigen Elemente sehr ausgesprochen und gross; sie machen $\frac{9}{10}$ der ganzen Substanz aus und sind wie Zellengruppen geordnet. Präparat im Bartholomeus-Spital Paget. 219.

Cystosarcoma phyllodes. Resectio totalis.

Ein 21jähriges Bauernmädchen suchte 1853 Hülfe in der chirurgischen Klinik in Erlangen wegen einer Geschwulst der rechten Gesichtshälfte, welche sich in Zeit von 1—1½ Jahr schmerzlos entwickelt hatte. Der Tumor war von dem Umfang eines grossen Apfels, gleichmässig entwickelt, hart, unverschieblich; die rechte Nasenhöhle bis zur Impermeabilität comprimirt, die Augenhöhle wenig verengert, der Gaumentheil des Knochens aufgetrieben, die Zähne wackelnd; Zahnfleisch, Mundschleimhaut, Wangenhaut gesund, nur Oedem beider Augenlider der rechten Seite.

Obgleich eine gutartige Geschwulst des Sinus maxillaris diagnosticirt wurde, beschloss Prof. Heyfelder doch, um auch der örtlichen Recidive vorzubeugen, die Exstirpation des Oberkiefers zu machen, die er am 13. October mit Durchschneidung der Weichtheile in der Mittellinie vollführte.

Trotz eines intercurrirenden Erysipelas faciei konnte die Operirte nach 5 Wochen geheilt entlassen werden: die Operationshöhle war bis auf eine geringe, durch einen Schwamm ausfüllbare Spalte durch feste Narbenmasse eingenommen.

Die Geschwulst war von den pergamentartig verdünnten Wänden der Highmorshöhle, hierauf von einer verdickten Schleimhaut umgeben, und zeigte unter dem Mikroskop die Elemente des Cystosarcoma phyllodes.

Wahrscheinlich gehört hierher auch ein Fall, wo Heyfelder (Res. u. Amp. 39—41) wegen einer Geschwulst die Resection des Oberkiefers machte mit nach Jahren constatirtem günstigen Erfolg.

Zwei Beispiele, wahrscheinlich von Cystosarcoma aus der Würzburger pathologischen Sammlung theilt Lesenberg (a. a. O. S. 9 bis 12) mit.

2. Das Enchondrom wurde nicht so selten am Oberkiefer beobachtet, als man nach Paget's *) Ausspruch schliessen sollte. Es entwickelt sich meist langsam, wird zuweilen stationär und vergrössert sich manchmal sehr rasch. Es unterscheidet sich in Bezug auf Verengerung benachbarter Höhlen und Verdrängung benachbarter Theile nicht von den vorhergehenden Geschwülsten. Charakterisirt ist dasselbe durch die Neigung der Knochenschaale, an Dicke zuzunehmen, sowie durch seine häufigen örtlichen Reci-

*) James Paget, Lectures on surgical pathologie. Vol. II. S. 194.

dive nach Exstirpationen *). Es ist der Verknöcherung fähig, sowie des Zerfallens in eine morsche, breiige, mit dem gelben Tuberkel identische Masse (Rokitansky). Beide Metamorphosen des Enchondroms, sowie die ihm eigne, oft sehr bedeutende Volumenszunahme mit deren Folgeerscheinungen können seine Abtragung nöthig machen. Dabei wird, theils um den Zugang zu der Geschwulst zu gewinnen, theils um sie sammt ihrer Basis zu entfernen und Recidiven vorzubeugen, die Wegnahme eines grösseren oder kleineren Theils des Oberkieferbeins geschehen müssen.

Beispiele. Enchondrom von der linken Highmorshöhle ausgehend, cf. Fig. II.

In der Münchener Sammlung befindet sich ein Enchondrom von der Leiche einer 56jährigen Frau, dessen Entwickelungszeit auf 22 Monate angegeben ist, welches aber aller Wahrscheinlichkeit nach schon bei weitem länger, jedoch ohne Symptome zu machen, in der Oberkieferhöhle bestand. Es hat die Grösse eines Mannskopfes und besteht aus 3 Hauptlappen, die durch seichte Einschnitte von einander getrennt sind. Zwei davon gehören der linken Seite an, welche bei weitem stärker ausgedehnt als die rechte, die Weichtheile der Mittellinie stark nach rechts verdrängt hat. Die äussere Nase erscheint dadurch beinahe ganz verstrichen, die beiden Nasenlöcher als quer zusammengedrückte Spalten in einer schiefen Linie auf der rechten Seite liegend. Der linke Bulbus von der Geschwulst und der an ihrer Basis faltig aufgehobenen Haut bedeckt, der rechte intact. Die äussere Haut über der Geschwulst gespannt, normal, durch straffes Bindegewebe mit derselben verbunden. Das Enchondrom, von der linken Highmorshöhle ausgehend, hat von derselben aus sich hauptsächlich nach vorn, oben und unten ausgedehnt, nicht aber nach hinten und trägt als Rest des Sinus maxillaris in seiner Mitte eine Höhle von der Grösse einer kleinen Nuss, welche mit der Nasenhöhle communicirt. Der hintere Theil der Nasenhöhle und die Choanen sind erhalten, der vordere Theil der Nasenhöhle permeabel, aber so comprimirt, dass sich ihre Wände berühren. Der obere Theil der Geschwulst nimmt beiderseits den Processus frontalis ossis maxillaris und das Nasenbein ein und erstreckt sich von aussen auf das Stirnbein, die Stirnhöhlen intact lassend. Den harten Gaumen und Alveolarfortsatz zu einer unförmlichen, nach der Mundhöhle zu warzig-höckerigen Masse ausdehnend, geht das Enchondrom auch in den rechten Sinus maxillaris über, der dadurch in mässigem Grade ausgedehnt erscheint. Auf einem durch die linke Nasenhöhle gelegten, senkrechten Durchschnitt erscheint die Knorpelgeschwulst theilweise verknöchert, namentlich um die Highmorshöhle herum und in dem den Nasenknochen anliegenden Theil, wogegen die Ränder noch ganze Strecken reinen Knorpels darstellen. Eine Knochenschaale umgiebt die Geschwulst von aussen nicht, so dass sie also zu den

*) Paget, The Lancet 1851, S. 70 und Patridge, The Lancet 1852. Bd. II. S. 176.

Enchondromen ohne Knochenschaale gehört (Rokitansky Bd. II. S. 175). Unter dem Mikroskop zeigt die Geschwulst Knochenzellen, in der Verknöcherung begriffene Knorpelzellen, ausgebildete Knochenkörperchen, amorphe und ausnahmsweise faserige Grundmasse.

Patridge (The Lancet. 1852. B. II. S. 176) exstirpirte ein in der Verknöcherung begriffenes Enchondrom sammt einem Theil des Proc. nas. des Oberkiefers, an welchem es adhärirte. Die Geschwulst hatte sich in 20 Monaten so weit gebildet, war 8 Monate früher exstirpirt worden und alsbald an gleicher Stelle nachgewachsen.

Stanley (a. a. O. Taf. XVII. Fig. 33.) giebt die Abbildung eines gänseeigrossen Enchondroms auf dem senkrechten Durchschnitt. Die Geschwulst entwickelte sich vom Sinus maxillaris der linken Seite aus bei einem 14jährigen Knaben, wuchs langsam, dehnte den Oberkieferknochen nach vorn und oben am stärksten aus, perforirte die Orbita, drängte das Auge stark nach vorn und drang bis an die vordere Schädelhöhle ein. Auf der Durchschnittsfläche zeigen sich einzelne verknöcherte Stellen. Rückwärts gegen die Choane zu sitzt eine weniger grosse, weiche, gefässreiche röthliche Geschwulst an der ersteren; wahrscheinlich Medullarkrebs, was eine sehr interessante Combination des Enchondroms abgiebt. Das Präparat befindet sich im Bartholomeus-Spital.

Langenbeck resecirte 1848 bei einem 14jährigen Knaben den Processus nasalis des linken Oberkiefers wegen eines theilweise ossificirten Enchondroms, welches sich in Zeit von 1 Jahr bis zur Grösse einer Wallnuss entwickelt hatte. Der Nasenfortsatz des Oberkiefers war verdünnt, eindrückbar, der Gaumentheil herabgesunken. Die Nasenscheidewand nach rechts verdrängt, der Bulbus prominirend. Die Geschwulst war gleichmässig fest, von weisslicher, hellbläulicher Farbe, ihr Gewebe arm an Fasern, die Knorpelzellen gross, mit concentrischen Schichten und meist strahligen Kernen, die Intercellularsubstanz klar und sehr durchsichtig.

Derselbe entfernte 1852 bei einem 26jährigen Manne ein Enchondrom von der Grösse eines Apfels zugleich mit der vorderen Wand des Oberkiefers, in welcher der Tumor sass und mit dem Processus nasalis. Die Geschwulst bestand seit 7 Jahren, war zweimal theilweise entfernt, stets wieder nachgewachsen und während des letzten Jahres stationär geblieben.

Eines grossen Enchondroms des Oberkiefers, welches im Guys hospital aufbewahrt wird, erwähnt Paget (a. a. O. S. 194).

3. Knöcherne Geschwülste, d. h. Tumoren, welche ganz oder theilweise aus Knochensubstanz bestehen, kommen viele von ganz verschiedener Natur am Oberkiefer vor. Die meisten Oberkiefergeschwülste können Knochensubstanz enthalten durch Hineinwachsen von Osteophyten von ihrer Basis aus oder durch Verknöcherung ihres Gewebes (wie Enchondrom, Sarcom etc.) oder indem sie Parcellen des Oberkieferbeins einschliessen, oder indem ihnen ein knöchernes Gerüste eigen ist. Zu den letzteren gehört

J. Müller's bösartiges Osteoid, welches wesentlich Medullarcarcinom mit Knochengerüste und als solches bei den Krebsen abzuhandeln ist; verknöchernde Enchondrome und andere Geschwülste sind nur als weitere Entwicklungsstufen der betreffenden Geschwülste anzusehen und unterscheiden sich in Bezug auf Indicationen zur Operation und Erscheinungen im Leben nicht von jenen, ausgenommen dass sie, wenn einmal verknöchert, stationär werden. Vollständig verknöchert sind sie kaum von gewissen Formen der Exostose zu unterscheiden.

Die Exostose, welche nichts anderes als lokale Hyperostose ist, wurde nicht selten am Os maxillare superius gesehen, und kann sowohl auf einer Wand (meist der vorderen) oder einem Fortsatz nach aussen, als auch gegen den Sinus nach innen sich entwickeln. In letzterem Falle gibt sie unter denselben Voraussetzungen, wie andere gutartige Geschwülste, Anlass zur Resection, im ersteren Fall kann man die Exostose abtragen, ohne überhaupt etwas oder wenigstens ohne mehr als die oberflächliche Schichte des Knochens mit zu entfernen, auf welcher sie aufsitzt.

Exostosen. Abtragung derselben.

Ein Beispiel letzterer Art erzählt A. Cooper*), wo Blicke eine am Oberkieferbein aufsitzende Exostose mit einem schneidenden Instrument abtrug und die Basis cauterisirte. Von einem anderen Fall, der durch Apoplexie tödtlich endete, berichtet er ebenda: eine doppelte Exostose, beiderseits auf (?) dem Sinus maxillaris aufsitzend, bildete eine starke Geschwulst nach aussen, verursachte durch Fortsetzung in die Orbita Exophthalmus und drang links bis in die Schädelhöhle, das Gehirn einer bedeutenden Compression aussetzend.

Deschamps**) entfernte Exostosen mit Trepan, Hammer und Meissel; Harrison***) sägte eine Exostose ab und cauterisirte mit dem Glüheisen; Chr. Klein†) nahm eine Exostose stück-

*) Oeuvres chir. d. Sir A. Cooper trad. par Chassaignac et Richelet. S. 595.

**) Traité des maladies de fosses nasales et de leur sinus. Paris 1804.

***) Bradley, Med. and phys. Journal. 1802. April.

†) Samml. seltener auserlesener chirurg. Beobachtungen, Bd. I. 1805.

weise in grossen Pausen mit dem Meissel weg; ebenso 3mal Graefe*).

Hierher gehört auch ein von Paget und Stanley unter dem Namen Osseous growths in the upper jaw beschriebenes eigenthümliches Leiden, welches in einer langsamen, schmerzlosen, ungleichen Massenzunahme der Kieferknochen meist in Folge traumatischer Einwirkung besteht. Der rundlichen, hügeligen Gestalt und bedeutenden Grösse nach erscheint es einem Tumor ähnlich; aber die Aehnlichkeit oder vielmehr Identität der Bestandtheile dieser Knochengeschwulst mit dem normalen benachbarten Knochen und der Mangel einer scharfen Begrenzung gegen denselben lassen es mehr als lokale Hypertrophie des Knochens ansehen.

Weniger circumscript als die eigentliche Exostose hat das Leiden gleichwohl die Tendenz sich auf die Kieferknochen zu concentriren. Es betrifft entweder einen einzelnen Fortsatz, z. B. den Processus nasalis, oder eine Wand und kann dann mehr nach aussen oder mehr nach innen ins Antrum wachsen oder in beiden Richtungen gleichmässig. Im 2ten Falle besteht die Geschwulst oft lange, ohne ein Symptom zu machen, und füllt die ganze Oberkieferhöhle aus. Von der Exostosis eburnea unterscheidet sie sich dadurch, dass sie weder an der Oberfläche so glatt, noch im Innern so compact ist. Solche Geschwülste scheinen sich ganz allmälig über das Niveau des normalen Knochens zu erheben und sind möglicher Weise die Folge von traumatischen Einwirkungen. Zuweilen nekrotisiren sie und werden ausgestossen. Bei ihrer vollkommenen Gutartigkeit und der Tendenz, sich auf die Kieferknochen zu beschränken, geben Resectionen Aussicht auf dauernde Heilung. Paget**) beschränkt die Indication auf die Fälle, wo nur ein Oberkiefer von dem Leiden ergriffen ist. Nach unseren Erfahrungen von der Resection beider Oberkiefer wäre diese gerade angezeigt bei Affection beider Knochen und zwar mit Hoffnung sehr günstigen Erfolges.

*) Bericht der Klinik vom Jahre 1823.

**) a. a. O. S. 241.

Knochengeschwulst des linken Oberkiefers.

Eine solche Geschwulst befindet sich in der Würzburger Sammlung von Hesselbach*) unter dem Namen Knochenspeckgeschwulst beschrieben: „Stück von einer Knochenspeckgeschwulst in der linken Kieferhöhle eines Bauernjungen, welche nebst einem Theil des Oberkiefers abgesetzt wurde. Es wiegt 10½ Loth, ist rundlich, auf der Aussenseite gewölbt und enthält 2 Schneidezähne und den Eckzahn; von den übrigen Zähnen ist keine Spur mehr zu sehen."

Knochengeschwulst beider Oberkiefer.

Ein auffallendes Beispiel wird im Museum des College of surgeons aufbewahrt (No. 3286 A.). Zwei grosse Knochenmassen von ziemlich symmetrischer Form und Stellung wachsen aus den Oberkiefern und den Augenhöhlen heraus und haben sich in der Medianlinie theilweise vereinigt. Sie sind rundlich, tief eingeschnitten und gelappt, annähernd von der Härte und Schwere des Elfenbeins, von zahlreichen Kanälchen durchbohrt, offenbar für Blutgefässe Sie ragen mehr als 3 Zoll über das Niveau des Gesichts, und jederseits um 7 Zoll über die Wangenbeine heraus, füllen Augen und Nasenhöhlen, die Antra und reichen rückwärts bis zu den Flügelfortsätzen des Keilbeins. Ein Theil der Nasenscheidewand und des Alveolarrandes sind die einzigen übrigen Merkmale des Gesichts Das Leiden scheint in dem Oberkiefer begonnen und von da sich über die übrigen Gesichtsknochen ausgedehnt zu haben. Der Kranke (60 Jahre alt) giebt an, dass es 18 Jahre lang immer vorgeschritten sei und schreibt den Anlass wiederholten Stössen ins Gesicht zu Er hatte Schmerzen im Gesicht, den Augen und im Kopf, verlor in Folge des Processes beide Augen, litt zuweilen an Geistesalienation und starb apoplectisch.

Knochengeschwulst beider Antra.

Im Museum des St. Bartholomeus-Spital (No 62) befindet sich ein Präparat, wo beide Sinus maxillares durch Verdickung und Einwärtswachsen der Wände beinahe ganz ausgefüllt sind. Der neue Knochen ist hart, schwer und ziemlich compact, doch ist er leicht spongiös und weder von so dichtem Gefüge, noch von so glatter Oberfläche als eine Exostosis eburnea. In geringerem Grade erscheint das Leiden auch auf den Aussenflächen des Oberkiefers

Knochengeschwulst. Exstirpatio ossis maxillaris superioris.

Stanley machte die Exstirpation des Oberkiefers bei einem 15jahrigen Mädchen, dessen Processus nasalis maxillae superioris, seit 8 Jahren von dieser Krankheit befallen, continuirlich zunahm. Die Operirte starb nach 10 Tagen in Folge von Erysipelas.

*) Beschreibung der pathologischen Präparate, welche in der K. Anatomie zu Würzburg aufbewahrt werden, von Hesselbach. Giessen 1824.

Knochengeschwulst des rechten Oberkiefers. Necrose, spontane Ausstossung.

Ein 37jähriger Mann hatte während 2 Jahre eine fortwährende Volumensvergrösserung des Nasenfortsatzes vom rechten Oberkiefer beobachtet, welche endlich aufhörte, dagegen schwoll um diese Zeit das Zahnfleisch derselben Seite an, ward von Fisteln perforirt. Nach 4 Monaten hatte sich unter den Augen der Aerzte die ganze das Antrum ausfüllende Knochenmasse abgestossen. Das abgestossene Knochenstück war rundlich, hart, schwer, fein spongiös, hatte 1 Zoll und darüber Durchmesser und liess keinen Zweifel über die Natur des Leidens. Die grosse zurückbleibende Oeffnung füllte sich aus und es trat vollständige Heilung ein.

Ein von Dieffenbach *) beschriebener und operirter Fall scheint ebenfalls hierher zu gehören.

4. Fettgeschwülste des Oberkiefers sind äusserst selten. In der ganzen Literatur finde ich einen Fall erwähnt von Vogel **): eine Frau war mit mehreren Lipomen behaftet, von welchen eines so innig mit dem Nasenbein und Processus nasalis des Oberkiefers verbunden war, dass diese Knochentheile mit der Geschwulst entfernt werden mussten. Von dem Vorkommen eines Lipoms im Sinus maxillaris ist mir kein constatirter Fall bekannt geworden.

5. Teleangiektasie ist verhältnissmässig selten am Oberkiefer (Nélaton, Elements de pathol. chir. Bd. II. 34). Ein Fall von Gensoul muss wohl als Gefässgeschwulsl aufgefasst werden, da die lange Dauer und die bleibende Heilung nicht für gefässreichen Krebs sprechen. Pitha exstirpirte einen Tumor des Sinus maxillaris, welcher aus fibrösen Elementen mit Teleangiektasie complicirt bestand (a. a. O. S. 133). Ausserdem kommen wuchernde Gefässbildungen als Theil von Medullarcarcinom vor. Dahin gehört auch wahrscheinlich die von Stanley (a. a. O.) beobachtete mit einem Enchondrom combinirte Gefässgeschwulst (vasculary tumour). Was man sich unter einer von Butscher ***) durch Totalresection des Oberkiefers entfernten fibro-vasculosen Geschwulst zu denken hat, ist nicht ganz klar.

6. Cysten und Cystoide kommen nach Dupuytren †)

*) a. a. O. S. 44.

**) Paget, a. a. O. S. 98.

***) The Dublin med. journal 1853, XXXI.

†) Leçons orales, t. II. p. 129.

und Rokitansky*) unter allen Knochen am häufigsten am Oberkiefer vor und zwar in der Höhle, in den Wandungen und im Zahnfleisch als einfache oder mehrfache Cysten, als Cystenbildung in den verschiedensten anderen Geschwülsten, namentlich in Sarkomen und Carcinomen. Sie sind bedeutender Hämorrhagien, der Entzündung und Vereiterung, der Verknöcherung ihrer Wände, vor Allem bedeutender Vergrösserung fähig. Auf einen gewissen Grad der Ausdehnung gelangt, werden die Knochenwände ausgedehnt, verdünnt, perforirt, wenn sie aussen auf denselben sitzen, das Antrum verengert; überhaupt die benachbarten Höhlen beeinträchtigt, Deformität und Functionsstörung bedingt. Die Diagnose ist nicht immer leicht, indem die Cysten prall gespannt und mit einer Knochenwand versehen das Ansehen einer compacten Geschwulst haben können. In diesem Fall giebt eine Punctio exploratoria die meiste Sicherheit. Schwieriger kann es in einzelnen Fällen sein zu unterscheiden, ob die Cyste aussen im Zahnfleisch sitzend mit dem Knochen zusammenhängt oder nicht, ob sie in der Knochenwand, in dem Sinus oder in einer anderen Neubildung ihren Sitz hat, ob die scheinbare Cyste nur Flüssigkeitsansammlung und Ausdehnung des Antrum ist.

Durch Giraldis**), Verneuil***), Luschka u. A. ist das häufige Vorkommen kleiner Cysten im Antrum constatirt. Sie werden bald einzeln, bald in grosser Anzahl gefunden, von Hirsekorn- bis Kastaniengrösse, breit aufsitzend oder gestielt. Die Wandungen dick, structurlos, glashell, oder aus Bindegewebselementen von verschiedenen Entwicklungsstufen bestehend, der Inhalt entweder wasserklar, schleimig, oder mit grummösen, käsigen Massen vermischt, oder puriform. Durch Luschka's Untersuchungen sind die blasigen Erweiterungen der zahlreichen schlauchartigen Drüsen des Periosts als eine der häufigsten Ausgangspunkte der Cystenbildung dargethan.

Paget, Stanley, Adelmann erwähnen membranöser Cysten,

*) Bd. II. S. 127.

**) a. a. O.

***) Canstatt's Jahresbericht 1852. Artikel: Geschwulstlehre von Virchow, S. 244, 249, 250.

welche im Sinus maxillaris, oder zwischen den Lamellen der vorderen Kieferwand oder auch im Zahnfleisch ihren Sitz haben, im letzteren Falle sowohl mit, als ohne Zusammenhang mit dem Kiefer. Der Cystenmembran und dem Inhalt nach zeigen sie dieselben Eigenschaften wie Balggeschwülste; ihrem Sitz nach, der immer am Alveolartheil des Kiefers ist, und ihrem zuweilen nachweisbaren Zusammenhang mit kranken oder losen Zähnen werden diese als ursächliches Moment angesehen.

Eine andere Art von Cysten der Kieferknochen sind die, in welchen sich Zähne befinden, die an irgend einer Stelle der umhüllenden Membran aufsitzen. Schwerlich sind sie mit den Zähne tragenden Cysten des Ovariums etc. identisch, sondern als abnormerweise geschlossen gebliebene Zahnbläschen zu betrachten, in welchen sich zwar der Zahn mehr oder weniger vollkommen ausgebildet hatte, aber nicht zum Durchbruch kam; möglicher Weise, weil die Scheidewand zwischen Milchzahn und dem neugebildeten zweiten nicht resorbirt, das strangartige Gubernaculum dentis nicht wieder in einen offenen Gang verwandelt wurde.

Was die von Maisonneuve *) erwähnte und durch Injectionen geheilte Ciste butireux ihrem Wesen nach eigentlich sei, geht aus seiner Beschreibung nicht hervor.

Die Cysten der Highmorshöhle und die der äusseren Wand aufsitzenden können durch Injection geheilt werden; die zwischen den Knochenlamellen sitzenden würden, im Fall ihre Entfernung angezeigt wäre, mit gleichzeitiger Resection des Knochens exstirpirt werden müssen.

Cysten des Oberkiefers wurden beinahe von Allen beobachtet, welche Gelegenheit hatten als Operateur oder Anatom das Antrum maxillare zu untersuchen. Angeführt finden sich Beispiele davon bei Dupuytren, Giraldis, Béraud, Verneuil, Luschka, Lesenberg, Stanley, Paget. Letzterer theilt folgenden Fall mit: Eine Frau trug 27 Jahre lang eine Cyste am Oberkiefer, die ihren Ursprung in einem die Zähne betreffenden Trauma hatte. Durch einen Stoss waren 2 Schneidezähne gelockert; einer ward wieder fest; der andere blieb lose und seine Wurzel erwies sich als krank.

*) Gaz. des hôp. No. 2. 1855. S. 7

Der Inhalt der Cyste war eine bräunliche, trübe, Cholestearinkrystalle haltige Flüssigkeit.

Beispiele von Cystosarcomen und Cystocarcinomen, von uns selbst und Anderen beobachtet und operirt, sind bei den Sarcomen und Carcinomen angeführt.

7. Schleimpolypen des Oberkiefers entstehen in der Höhle selbst oder in der Nasenhöhle und treten im letzteren Fall möglicher Weise von aussen in den Sinus maxillaris. Neueren Forschungen und einer bedeutenden Anzahl zusammengestellter Beobachtungen nach ist das primäre Vorkommen der Schleimpolypen im Antrum durchaus nichts Seltenes. Schuh, Paget, Billroth, Luschka, Lesenberg u. A. haben sie beobachtet.

Baum machte zur Entfernung eines im Sinus maxillaris eines 25jährigen Bauern sitzenden, die ganze Höhle ausfüllenden und ausdehnenden Schleimpolypen die Resection des Processus nasalis. Die vordere und innere Wand waren theilweis zerstört und gestatteten dem Polypen den Austritt in die Nasenhöhle und unter die Wange.

7. Der Epithelialkrebs, das Cancroid des Oberkiefers scheint ziemlich selten; er entwickelt sich seltener primär am Knochen und dann gewöhnlich am Alveolartheil; oder er geht vom Zahnfleisch oder den Lippen auf den Knochen über. Er pflegt ein unregelmässiges Geschwür oder eine wenig circumscripte Geschwulst darzustellen, welche an der freien Oberfläche hahnenkammartige, leicht blutende Excrescenzen oder Verschwärung zeigt; bei längerem Bestehen kann die Substanz des Knochens gänzlich zerstört werden, ohne Osteophytenbildung oder Sclerose; jedoch hat Soulé Auftreibung des Knochens beobachtet, welche Hannover*) gänzlich in Abrede stellt.

Recidive an Ort und Stelle ist beinahe die Regel beim Epithelialkrebs; daher partielle Resectionen nur zulässig sind, wenn das Leiden auf einen sehr circumscripten Theil des Knochens beschränkt ist und man Aussicht hat, alles Krankhafte aus Knochen, Zahnfleisch, Schleimhaut und äusseren Gesichtsweichtheilen zu entfernen. Die Trennung des Knochens muss bei partiellen Resectionen

*) Hannover, Epithelioma p. 74.

in ausgiebiger Entfernung, nicht etwa gerade an der Grenze des Cancroids gemacht werden; bei etwas weiterer Ausdehnung des Leidens würde ich die Totalresection vorziehen.

Epithelialkrebs gab Michon, Soulé und Wilms zu Operationen am Oberkiefer Gelegenheit.

Die Krankengeschichte von Michon's Operirten ist Gaz. des hôp. 1853. S. 178 mitgetheilt. Ein 51jähriger Mann verspürte seit 25 Jahren beim Kauen lebhafte Schmerzen auf der linken Seite des Oberkiefers. Vor zwei Jahren fing der letzte Backzahn an locker zu werden und fiel dann aus, ohne schlecht zu sein. Die Schmerzen steigerten sich namentlich in den letzten 9 Monaten, alle Zähne der leidenden Seite fielen aus. Als der Kranke von Michon gesehen wurde, war der linke Alveolarrand von einem unebenen, leicht blutenden, mit Granulationen bedeckten Geschwür eingenommen, der dem äusseren Ansehen und dem mikroskopischen Befund nach Epithelialkrebs war. Auch der harte Gaumen derselben Seite war ergriffen. Die Resection der erkrankten Theile hatte bleibende Heilung zur Folge.

E. Soulé in Bordeaux (G. d. hôp. 1854, S. 46) nahm im Juni 1851 einen 3jährigen Kranken ins Hospital St. Andie auf, welcher einen umfangreichen unebenen Tumor des rechten Oberkiefers zeigte; der ganze Alveolarfortsatz war verdickt, der harte Gaumen rechts erweicht; nach aussen sassen hahnenkammartige leicht blutende Excrescenzen auf. Die Zähne waren erhalten, der Kranke durch wiederholte Blutungen anämisch. Die Diagnose eines Epithelialkrebses ward durch das Mikroskop bestätigt. Mit Spaltung der Wange amputirte Soulé den rechten Oberkiefer und wandte das Cauterium actuale an. Schnelle Heilung. Mach 3 Monaten Recidive. Exstirpation und Cauterisation.

Nach 2 Jahren abermalige Recidive am oberen Theil der Nasenhöhle, also wahrscheinlich am Processus nasalis des Oberkieferbeins, wobei die Narbe intact geblieben war. Abtragung und Cauterisation im März 1853. Dritte Recidive an der Oberlippe auf der Narbe der ersten Operationswunde. Abtragung, Cauterisation im Januar 1854.

Also 3malige Recidive theils an Ort und Stelle, theils etwas entfernter, doch noch immer im Bereich des Knochens, dessen Totalresection wahrscheinlich dem Recidive und wiederholten partiellen Resectionen vorgebeugt haben würde.

Wilms machte die Resection des hinteren Theils des Alveolarfortsatzes wegen eines an demselben aufsitzenden, seit 2 Jahren bestehenden Cancroids. Ueber die Dauer des Erfolges ist nichts gesagt.

8. Häufiger als alle anderen Neubildungen des Oberkiefers ist der Krebs desselben, der entweder im Knochen selbst oder in der Schleimhaut und namentlich im submucösen Periost der

Highmorshöhle seinen Ursprung hat oder von den Weichtheilen des Gesichts auf den Knochen übergeht. Im ersteren Fall entwickelt er sich meist schnell, unter continuirlichen meist sehr heftigen Schmerzen, gewöhnlich ist auch die Berührung schmerzhaft. Die Knochenwände werden nicht nur ausgedehnt, sondern gehen auch ganz oder theilweise durch Osteoporose zu Grunde, so dass man den Oberkiefer ganz oder theilweise durch Krebsmasse ersetzt findet, in welche nur einzelne dünne Knochentheile eingestreut sind; oder auch der Knochen ist an der Grenze des Uebels sclerosirt und mit Osteophyten besetzt. Dabei ist die Gestalt des Oberkiefers entweder beibehalten oder gänzlich verloren gegangen; die Oberfläche der Geschwulst mehr oder weniger glatt oder aber durch warzige, knollige, kuglige Erhöhungen vollkommen uneben. Bei jauchiger Zerstörung des Carcinoms wird auch der Knochen von Caries ergriffen. Geschwulst, Entstellung, Functionsstörung, Wackeln und Ausfallen der Zähne*) sind dem Oberkieferkrebs mit den anderen Geschwülsten desselben gemein. Dagegen ist es ihm

*) Herrn Gosselin (Gaz. des hôp. 1852, S. 280) war es vorbehalten, in dem Ausfallen der Zähne ein sicheres Unterscheidungszeichen des Krebses vor anderen Afterbildungen des Oberkiefers zu sehen. Während Lenoir (ebenda) ihn dahin berichtet, dass das Ausfallen oder Haftenbleiben der Zähne von dem Sitz und der Ausdehnung der Geschwülste abhängt, J. F. Heyfelder (Deutsche Klinik 1852) an das Ausfallen der Zähne durch Empyem des Sinus erinnert, beschränke ich mich auf die factische Widerlegung von Gosselin's Behauptung durch folgende Beispiele. In unseren 3 Fällen von Carcinom und Resection des oberen Theils des Oberkiefers (bei Dittrich, Krause, Scheidig) waren die Zähne der kranken Seite während der Entwickelung des Krebsleidens nicht ausgefallen, was bei Scheidig (Deutsche Klinik a. a. O.) ausdrücklich bemerkt ist. Bei Andreas Schmid, an welchem J. F. Heyfelder die erste Exstirpation beider Oberkiefer wegen Krebs machte, sind alle Zähne desselben erhalten, obgleich die beiden Knochen in ihrem ganzen Umfange von dem Carcinom infiltrirt und ausgedehnt sind, wie das im path. anat. Cabinet der chir. Klinik zu Erlangen aufbewahrte Präparat beweist. Dagegen wackelten bei Marg. Sauthner (Fall No. 7.), wo die Exstirpatio maxillae superioris wegen Cystosarcoma phyllodes gemacht wurde, alle Zähne der betreffenden Seite und hatte Sophie Schmid (Fall No. 4.), welche dieselbe Operation wegen einer gutartigen Geschwulst erlitt, während deren Entwickelung alle Zähne derselben Seite mit Ausnahme des Schneidezahns verloren. (Heyfelder, Resect. und Amp. S. 39 und 48).

eigenthümlich, dass er die Gewebe benachbarter Organe sehr bald mit in die Erkrankung hineinzieht, besonders den Bulbus, das Unterkiefer-, das Jochbein, das andere Oberkieferbein, die nahe gelegenen Lymphdrüsen, die Weichtheile des Gesichts, namentlich die allgemeinen Decken. Wenn das Carcinom dieselben erreicht, so erscheinen sie verdünnt, gespannt, entfärbt, entzündet, mit dem Tumor verwachsen, theilweise selbst mit Krebsablagerungen versehen. Wenn endlich die äussere Haut eine Continuitätsstörung erleidet und dadurch das Carcinom mit der Luft in Contact kommt, so bildet es Geschwüre und richtet in den Gesichtsweichtheilen bedeutende Zerstörungen an. Bei den durch Krebs indicirten Oberkieferresectionen ist man daher oft genöthigt, einen Theil der erkrankten äusseren Haut mit abzutragen und sie im Falle bedeutenden Substanzverlustes durch plastische Operationen zu ersetzen.

Der Krebs des Oberkiefers bildet nie so auffallend grosse Geschwülste, wie Enchondrome und Sarcome sie zuweilen darstellen; und zeigt niemals bei längerer Dauer eine so gleichartige Consistenz und so intacten Hautüberzug, wie die genannten Geschwülste gewöhnlich, auch bei sonst gleicher Grösse. Diese Erscheinung erklärt sich aus der Eigenthümlichkeit des Carcinoms die Nachbartheile zu zerstören und Entzündung, Verschwärung, Verjauchung zu veranlassen.

Von einer Heilung auf spontanem Wege oder durch Medikamente ist mir nichts bekannt.

Was die Form des Auftretens und die Schnelligkeit der Entwicklung von Oberkieferkrebsen anbelangt, so verdient hier ein in der Erlanger chirurgischen Klinik zur Beobachtung gekommener Fall von Carcinom des Oberkiefers und der Mandibula erwähnt zu werden, welcher unter den Erscheinungen von Periostitis auftrat und in 5 Monaten zum Tode führte, ohne eine Operation zuzulassen. (Jahresbericht von 1844—1845.)

So rapide ist für gewöhnlich Entstehung und Verlauf nicht, obgleich die Schnelligkeit der Entwicklung und das lokal wie allgemein Zerstörende für das Carcinom charakteristisch ist. Aber es kann auch Monate lang, ohne bedeutende Symptome zu machen, bestehen, nach zeitigen, umfangreichen Exstirpationen ebenso lange und selbst Jahre lang ausbleiben. Schliesslich aber treten Recidive an Ort und Stelle und Ablagerungen in anderen Organen auf.

Alle Formen des Krebses sind am Oberkiefer zur Beobachtung gekommen: Gallertkrebs, Faser- und Medullarcarcinom, Melanose, Gefässkrebs, die Formen des Cystocarcinoms und des mit knöchernem Gerüst oder Knochenschaale versehenen Krebses.

Was die Indication zur Operation betrifft, so hat die Art des Krebses darauf keinen Einfluss, ausgenommen der Gallertkrebs, der als die gutartigste Krebsform bei partiellen Resectionen am ersten Aussicht auf Erfolg gibt.

Gemäss seinem häufigen Vorkommen gibt Krebs öfter als andere Erkrankungen des Oberkiefers Anlass zu dessen Resection. Unter 20 durch J. F. Heyfelder gemachten totalen und partiellen Oberkieferresectionen geschah es 14mal wegen Krebs; unter 21 von Langenbeck ebenfalls 14 mal wegen Krebs; unter den 312 Resectionen am Oberkiefer überhaupt sind von 154 Fällen die veranlassenden Krankheiten gekannt und kommen 56 auf Krebs.

In den 14 wegen Krebs von J. F. Heyfelder vorgenommenen Oberkieferresectionen war es 2mal Cystocarcinom, 12mal Medullarcarcinom, mit verschiedenen Uebergangsformen zum Faserkrebs. Was den Ausgangspunkt betrifft, so war 5mal der Krebs von Weichtheilen auf den Knochen übergegangen und zwar 2mal vom Bulbus, 3mal von den Gesichtsweichtheilen; 1mal war er wahrscheinlich vom Unterkiefer auf den Oberkiefer fortgeschritten; 3mal in dem Sinus maxillaris, 5mal allem Anschein nach am Knochen selbst entstanden und zwar 2mal vom Gaumentheil, 3mal von der vorderen Wand des Oberkiefers. 6mal betraf das Krebsübel die rechte, 5mal die linke Seite, 3mal beide Seiten.

Gallertkrebs des Oberkiefers.

1. Wegen Gallertkrebs machte Maisonneuve die partielle Resection des linken Oberkiefers (Gaz. d. hôp. 1852. S. 139).

2. Amussat exstirpirte einen Gallertkrebs des oberen Theils des Oberkiefers und der benachbarten Knochen. Es trat ein Recidiv ein, welches rasch zunahm; der Kranke starb unter Gehirnerscheinungen. Cruveilhier (Anatomie path. Liv. XXX. Pl. I.) hat die Geschwulst untersucht und beschrieben.

Medullarcarcinom des Sinus maxillaris; Exstirpation des Oberkiefers.

Im März 1854 trat ein 56jähriger Bauer, Adam Schirmer, in die chir. Klinik zu Erlangen ein, der 6 Wochen zuvor von heftigem Zahnschmerz der linken Seite des Oberkiefers befallen wurde. Die Zähne wurden locker und ohne Erleichterung der Schmerzen ausgezogen. Unter zunehmendem Schmerz dehnte sich der ganze linke Oberkiefer aus, so dass der linke Bulbus in seiner Räumlichkeit beeinträchtigt und die Mastication gestört war.

Als der Kranke aufgenommen wurde, hatte der linke Oberkiefer fast den dreifachen Umfang der natürlichen Grösse, die Ausdehnung war gleichmässig gegen Mund- und Augenhöhle, sowie gegen die Wange; die Oberfläche eben, die Nase gegen die rechte Seite hin verschoben, das linke Nasenloch durch das Aftergebilde ausgefüllt. Die linke Augenlidspalte erschien verengert, die Bindehaut injicirt, die Bewegungen der Augenlider gehindert. Die ganze Partie war schmerzhaft und gegen Berührung empfindlich. Eine Punctio exploratoria liess eine breiartige Consistenz im Innern des Tumor unterscheiden.

Die auffallend schnelle Entwickelung, die grosse Schmerzhaftigkeit sprachen für Medullarcarcinom, was durch die mikroskopische Untersuchung eines aus dem Nasenloch entfernten Stückes der Geschwulst bestätigt ward. Der Druck auf die Zahnwurzeln, wodurch dieselben schmerzhaft und locker wurden, noch bevor eine Anschwellung nach aussen eintrat, sowie die gleichmässige Ausdehnung des Oberkiefers, die ebene Aussenfläche der Geschwulst liessen deren Sitz in der Highmorshöhle annehmen. Durch die Natur, den Sitz und die Ausdehnung der Afterbildung erschien die Exstirpation des Knochens indicirt.

Prof. J. F. Heyfelder nahm sie am 20. März unter Anwendung des Medianschnitts und der Kettensäge vor. Die Durchführung der letzteren mittelst der Bellocq'schen Röhre durch das linke Nasenloch bot einige Schwierigkeit, indem das Carcinom den Raum bis zu der Nasenscheidewand ausfüllte und zugleich den ganzen hinteren Theil der Mundhöhle einnahm. Die vollständige Auslösung des Knochens gelang unter Anwendung eines gelinden Drucks.

Cauterisation mit dem Ferrum candens. Darauf steht die Blutung, eine Arterie ausgenommen, welche durch Anlegung einer Serre fine mit platten Branchen geschlossen wird.

Prima intentio. Die Narbe lineär. Kein Fieber.

Geringe Eiterung in der Operationshöhle; lauwarme Injectionen. Baldige Ausfüllung durch Narbenmasse, wodurch auch die Sprache an Deutlichkeit gewann. Während der ersten 4 Tage Verlust des Geruchs auf der linken Seite; nach 8 Tagen ist derselbe in normaler Weise wieder vorhanden.

Die anatomische Untersuchung des exstirpirten Oberkiefers zeigte eine vollständige Metamorphose desselben. Die Highmorshöhle war verschwunden, durch Aftermasse ersetzt; vom Knochen, seine Verbindungsstellen mit Joch-, Nasen- und Stirnbein ausgenommen, nichts als dünne in das Carcinom eingestreute Knochenplättchen vorhanden. Von der unteren Wand der Orbita und der vorderen Fläche des Knochens keine Spur mehr vorhanden. Die untere Nasenmuschel stellte sich als unförmliche, zusammengerollte Leiste dar; der harte Gaumen war durch eine halb weiche, halb harte Aftermasse ersetzt, in welcher der erste Schneidezahn noch feststak.

Ein festes, aus faserndem Bindegewebe bestehendes Gerüste, welches an einzelnen Stellen stärker hervortrat, an anderen seltener war, enthielt einen milchigen Saft, der unter dem Mikroskop sparsame Zellen, sehr viele Kerne und Molecüle zeigte. Die Schleimhautüberzüge des Gaumens und der Muschel waren bedeutend verdünnt, aber in ihrem Gewebe deutlich von der Aftermasse zu unterscheiden. (Res. und Amp. S. 50—52.)

Cystocarcinoma faciei. Exstirpation, Recidive, totale Resection des Oberkiefers.

Im Februar trat Johann Förner, 44 Jahre alt, in die chirur. Klinik zu Erlangen ein. 10 Jahre früher hatte derselbe sich eine Geschwulst der linken Wange exstirpiren lassen. Vor einem Jahre wuchs an derselben Stelle ein Tumor unter Schmerzen hervor, der aufbrach und eine stinkende Jauche absonderte. Bei der Aufnahme des Kranken erstreckte sich das Aftergebilde über die ganze linke Gesichtshälfte, so dass Auge und Ohr aus der natürlichen Lage gedrängt war. Die Geschwulst sass mit breiter Basis unbeweglich auf und schien mit den Gesichtsknochen im Zusammenhang zu stehen.

Das Aftergebilde wurde exstirpirt, der Jochbogen resecirt; die Heilung gelang theilweise per primam intentionem. Nach 2 Monaten konnte Förner gesund entlassen werden. Dieser Tumor, welcher oberflächlich mit der Sehne des Temporalis zusammenhing, bestand aus einem härteren Stroma mit eingelagerten grösseren und kleineren Cysten von flüssigem Inhalt.

Im März 1854 entstand unter lebhaftem Schmerz eine Recidive. Die Geschwulst nahm sehr schnell an Grösse zu, zeigte an einzelnen Stellen Fluctuation und veranlasste bedeutende Spannung der Weichtheile. Sie war kaum beweglich und schien von der vorderen Wand des Oberkiefers und nicht von dem Sinus auszugehen, da der Palatinal- und Alveolartheil unverändert waren.

Am 13. Juni 1854 nahm Prof. J. F. Heyfelder die Operation vor. Die Weichtheile wurden in der Mittellinie durchschnitten und, da das Carcinom nicht nur den Oberkiefer, sondern auch den aufsteigenden Ast des Unterkiefers einnahm, ersterer Knochen ganz, von letzterem aber die linke Hälfte resecirt.

Am 16ten Tage nach der Operation erfolgte der Tod durch Meningitis und Encephalitis.

Das Aftergebilde bestand aus einer grösseren Anzahl Cysten, in ein faseriges Stroma gebettet, die theils ein röthliches, theils ein gelbes oder braunes Fluidum von grösserer und geringerer Consistenz enthielten, zum Theil aber auch von Encephaloidmasse angefüllt waren, welche zahlreiche Zellen, Mutterzellen, geschwänzte Zellen, aber wenig Fasern enthielt; die Highmorshöhle war in eine grosse Cyste mit gelbbraunem, dickflüssigem Inhalt, die vordere Wand in eine dünne Membran verwandelt. Der Unterkiefer war an seinem Winkel durch ähnliche Cysten blasenartig aufgetrieben, welche mit dem Aftergebilde des Oberkiefers im Zusammenhang standen. In den dem Knochen nahe liegenden Cystenwandungen fanden sich zerstreute Knochenkerne, die sich durch dichtgedrängte Knochenkörperchen auszeichneten*) (cf. J. F. Heyfelder, Klin. Bericht. Deutsche Klinik 1853 und 1854).

Carcinom des rechten Oberkiefers mit Knochengerüst (cf. Fig. II.).

In der Münchener Sammlung befindet sich ein Schädel mit einem Carcinom von dem Umfang eines grossen Apfels am rechten Oberkiefer, welches von der Highmorshöhle ausgehend sich besonders nach oben, vorn und lateralwärts ausgedehnt hat. Die ganze vordere Partie des Oberkiefers ist verschwunden; der oberste Theil des Processus frontalis mit dem theilweis erhaltenen Thränen- und Nasenbein, die hinterste Partie der Orbitalplatte und der lateralen Wand liegen als pergamentartig dünne, kugelig ausgedehnte Knochenplatten dem hinteren Theil der Geschwulst auf, sind jedoch von der mehr spongiösen und etwas bräunlichen Knochensubstanz des Knochens deutlich zu unterscheiden. Die Nasenscheidewand ist nach links verdrängt. Das rechte Jochbein hat durch Zerstörung des Oberkiefers nicht nur seinen Hauptstützpunkt, sondern selbst den ganzen dem Oberkiefer zugewandten Theil eingebüsst, ist von Osteoporose ergriffen und nachträglich (wahrscheinlich in Folge äusserer Einwirkung) auch aus seiner Verbindung mit dem Stirn- und dem Schläfenbein herausgebrochen.

Der Körper des Unterkiefers ist von Caries befallen und hat gerade in der Mitte einen bedeutenden Substanzverlust erfahren. Die Geschwulst stellt ein vielzelliges, dünnknöchernes Gerüste dar, welches von äusserst dünnen, theils spongiösen, theils pergamentartigen Knochenwänden in Kugelgestalt umschlossen wird. Nach vorn scheint der Tumor der Sitz eines Verschwärungsprocesses gewesen zu sein, wenigstens sind die äusseren Knochenwände an dieser Stelle unregelmässig zerstört, die knöchernen Zellenwände überaus brüchig, einzelne Theile selbst herausgebrochen.

Krebs mit dicker Knochenschaale.

Im Musée Dupuytren **) befindet sich eine kopfgrosse, die rechte Gesichts- und Schädelhälfte einnehmende Geschwulst, welche Oberkiefer, Orbita und rechte Nasenhälfte gänzlich in sich einschliesst, die im Innern eine weiche Masse enthält, nach aussen von verdickten Knochenschaalen umgeben ist.

Von Melanose des Oberkiefers liegen 2 Fälle vor.

*) Ein Cystocarcinom der Highmorshöhle beschreibt Rokitansky (Handb. II. 216), das gegen seine Basis zu aus einem weissen, kleinfächerigen, in seinen Räumen eine grauliche Gallerte enthaltendem Gewebe, nach aussen aus grösseren, an der Peripherie sogar bis gänseeigrossen Blasen bestand und die Grösse eines Mannskopfs hatte.

**) Musée Dupuytren I. p. 437. Pl. 10.

1. Allan Burns*) sah einen Fall, wo das Leiden von einem melanotischen Bulbus auf den Oberkiefer überging, ohne den Verlauf genauer anzugeben.

2. Der zweite ward 1839 in der Charité zu Berlin**) beobachtet. Der Fungus melanodes scheint in der Maxillarhöhle entstanden zu sein, kehrte nach wiederholten Operationen stets wieder zurück und führte zum Tode des Kranken.

Zottenkrebs des Oberkiefers

hat Langenbeck in einem Falle bei einer 51jährigen Frau beobachtet und durch Resection des oberen Theils des Knochens entfernt.

Zwei exquisite Fälle von Zerstörung der Gesichtsknochen einer Hälfte durch einen allem Anschein nach vom Oberkiefer ausgegangenen Krebs finden sich in der Münchener pathologisch-anatomischen Sammlung.

3 unter den von Lesenberg angeführten Fällen scheinen mit Bestimmtheit als Krebs gedeutet werden zu können.

Fälle von Krebs, welche wegen zu grosser Ausdehnung des Leidens nicht mehr operirt werden konnten, beobachtete Holt***) bei einer 36jährigen Frau, Langenbeck bei einer 55jährigen Frau, Heyfelder†) bei einem 59jährigen Manne, Pitha††) mit Exophthalmus und Mitleiden der Fossa sphenomaxillaris und Orbita, und bei einem zweiten Patienten, wo die allseitige Ausbreitung des Leidens eine Operation verbot. Die Chirurgen von St. Maryshospital in London wiesen einen Fall als ungeeignet zur Operation ab, in welchem Medullarcarcinom des rechten Oberkiefer-, Joch- und Gaumenbeins mit vollständiger Resorption dieser Knochen, Affection der Basis cranii und der rechten Unterkieferhälfte vorhanden war†††).

Die bisher erwähnten pathologischen Vorgänge kommen ent-

*) Bemerkungen über die chirurg. Anatomie des Kopfes und Halses, übers. von Dohlhoff. Halle 1821. S. 320.

**) Rust's Magazin für die gesammte Heilkunde. Bd. 63. S. 126.

***) The Lancet 1851. Bd. I. p. 237.

†) Jahresbericht 1844—45. S. 25 u. 26.

††) a. a. O. S. 139 u. 151.

†††) Lancet 1852. Bd. II. p. 194.

weder dem Knochen allein oder dem Knochen und dem Sinus des Oberkiefers gemeinschaftlich zu. Einzelne Krankheiten gehören dem Sinus ausschliesslich an, nämlich die Ansammlung von Flüssigkeit und das Vorkommen fremder Körper in derselben.

1. Ansammlung von Blut.

In Folge von traumatischen Einwirkungen kann ein Bluterguss in die Highmorshöhle stattfinden. Ein einziges Beispiel der Art erzählt Bermont (Bull. méd. de Bordeaux. Nov. 1840.) und A. Bérard (Dict. en 30 vol):

Ein Mann, welcher 20 Jahre früher einen heftigen Stoss auf die linke Wange erhalten hatte, zeigte die Symptome des Hydrops sinus maxillaris, besonders eine beträchtliche Anschwellung der Wange und des harten Gaumens. Ein Einstich in letzteren entleerte 1000 Grammes beinahe flüssigen Blutes.

2. **Ansammlung von Schleim oder Wasser**, Hydrops sinus maxillaris genannt, kommt entweder bei normaler Secretion, aber Verschluss der Oeffnung des Antrum durch Auflockerung der Mucosa, Schleimpolypen, Narben, fremde Körper zu Stande *), oder durch Einfliessen von Flüssigkeit anderer Höhlen. Sie macht gewöhnlich erst bei beträchtlicher Zunahme Symptome und kann lange unbeachtet bestehen.

In der Erlanger chirurgischen Klinik kam folgender Fall zur Beobachtung:

Ein 45jähriger Mann bekam unter nicht unbedeutenden Schmerzen eine Anschwellung der rechten Wange, die ihn nach Verlauf von 8 Monaten bestimmte, Hülfe zu suchen. Die Geschwulst war abgerundet, vom Umfang eines Hühnereies und nahm die äussere Wand des Oberkiefers ein. Dabei fühlte sie sich elastisch und etwas fluctuirend an. Ein unter der Oberlippe in die Geschwulst gemachter Einstich entleerte eine wasserhelle Flüssigkeit, vermischt mit kleinen Krystallschuppen, die unter dem Mikroskop freies Fett und viele Fettkrystalle zeigten. Nach Entleerung der Flüssigkeit drang man mit der Sonde in den Sinus, dessen äussere vordere Wand resorbirt war.

3. **Ansammlung von Eiter**, Empyema antri Highmori, hat ihren Ursprung entweder in der Höhle selbst oder der Eiter ist von aussen in dieselbe gelangt. Im ersten Fall ist eine Entzündung der Mucosa, des Periosts oder des Knochens vorausgegangen, wozu sehr häufig cariöse Zähne den Anlass geben; im

*) Jourdain a. a. O. Bd. I. S. 108, 111, 121. Adelmann a. a. O. S. 16.

2ten Fall sind es Abscesse der Wange*) oder der Orbita**), welche mit Zerstörung der Knochenwände sich in die Highmorshöhle geöffnet haben. Sie ist meist von Anfang an durch mehr oder weniger lebhafte Schmerzen charakterisirt, der Eiter, welcher entweder aus der Nase ausfliesst (Ozaine du sinus maxillaire nach Desault) oder künstlich entleert wird, ist übelriechend. Spontaner Durchbruch, Entzündung der Weichtheile, Fistelbildung kommt nicht selten vor.

Die Literatur hat eine Menge von Beispielen aufzuweisen, wo Empyem des Antrum vorkam und bald durch Extraction eines Zahnes, bald durch Perforation der vorderen oder seitlichen Wand oder des Gaumens entleert, oder durch Injection von der Nasenhöhle aus geheilt ward.

In der Erlanger chirurgischen Klinik kam es in 13 Jahren nur 9mal zur Beobachtung.

4. Ansammlung von Fett oder wenigstens einer fettähnlichen Substanz, des Adipocire, welches vielleicht als aus Schleim oder Eiter hervorgegangen angesehen werden darf. Es kann Jahre lang im Antrum liegen ohne Beschwerden zu veranlassen. Die Diagnose ist schwierig, was insofern nicht schadet, als bei beginnenden Symptomen dieselbe Behandlung eintritt, wie bei Ansammlungen von anderen Flüssigkeiten.

Die Ansammlung einer Flüssigkeit im Sinus maxillaris hat bei beträchtlicher Menge derselben nach und nach Ausdehnung der Knochenwände, Verdünnung, selbst Perforation und cariöse Erkrankung derselben, Lockerwerden und Ausfallen der Zähne zur Folge, letzteres vorzugsweise bei Empyem. Nach aussen wird die Ausdehnung der Wände sichtbar als Geschwulst der Wange, des Gaumens, des Orbitalbodens mit Verkleinerung oder Hervordrängung des Auges. Diese Geschwulst erscheint gleichmässig, anfangs hart, bei zunehmender Verdünnung der Knochenwände unter dem Fingerdruck nachgebend und Pergamentknistern verursachend. Die Perforation der immer mehr verdünnten Theile geht fast nie ohne Entzündung vor sich, die dann auch in den äusseren Theilen sichtbar wird.

*) Mém. de l'Acad. T. IV. Obs. XII. p. 359.

**) Cf. Charles St. Yves, Nouv. traité des mal. d. yeux. Paris 1722. p. 79.

Gelingt die Entleerung und Heilung nicht durch Injectionen, Extraction eines Zahns oder Punction, so ist die umfangreiche Resection einer Wand indicirt, namentlich wenn dieselbe miterkrankt ist.

4. Fremde Körper in der Oberkieferhöhle.

Alle möglichen fremden Körper von aussen in den Sinus gelangt, ruhen dort entweder ohne irgend eine Störung zu veranlassen oder sie verursachen Entzündung, Hydrops oder Empyem der Höhle, Caries oder Nekrose der Wände und in diesem Fall müssen sie, wo sie nachweisbar sind, durch Resection einer Wand oder selbst eines grösseren Theils des Oberkiefers entfernt werden. Sie geben demnach weniger an und für sich, als durch Folgeerscheinungen (falls diese auftreten) Anlass zur Operation.

Im Antrum befindliche Zähne haben Blasius *), Kleinert, Dubois **), Lang ***), Glasewald †), Baum ††) u. A. beobachtet. Der letztere entfernte auf operativem Wege je einen Zahn aus beiden Oberkieferhöhlen einer 38jährigen Frau. Die Vergrösserung der Antra dauerte schon 30 Jahre und ging mit Verdickung der auskleidenden Membranen, Ansammlung von Eiter und einer sehr bedeutenden Deformität des Gesichtes einher. Die Operation war von dauerndem Erfolg.

Von Steinen, die sich im Sinus maxillaris gebildet, berichtet Langoni (Ephem. nat. curios.), von Würmern Deschamp †††), Heysham *†), S. Cooper **†), Börhove ***†), von abgebrochenen Instrumenten eine grosse Anzahl Schriftsteller.

Dr. Faber berichtet von Fabricius Hildanus ††*) von einem jungen Mann, dem eine Degenzwinge in den linken Oberkiefer ge-

*) Klinische Zeitschr. f. Chir. u. Augenheilkunde. Bd. I. H. 2. S. 187. Halle 1836.

**) Bulletin de la Faculté de Méd. No. 8.

***) Lang, Ueber das Vorkommen von Zähnen im Sinus maxillaris. Tübingen 1844.

†) Glasewald, De tumore quodam utriusque antri Highmori. Gryphiae 1844.

††) Paget a. a. O. S. 91.

†††) Traité des maladies des fosses nasales. Paris 1804. S. 307.

*†) Medicae commentationes T. 1.

**†) Adelmann a. a. O. Berichtigungen und Zusätze.

***†) Institut. med. S. 792.

††*) Observationum et curationum centuriae. S. 112.

stossen und darin abgebrochen wurde. Anfangs heftigen Schmerz und Geschwulst verursachend, blieb sie 4 Jahre ohne bedeutende Erscheinungen im Sinus maxillaris, bis sie zufällig mit einer Kornzange ausgezogen wurde und vollständige Heilung erfolgte.

Scultet sah einen Fall, wo eine vom äusseren Augenwinkel aus in den Sinus eingedrungene elfenbeinene Fächerspitze nach 3 Monaten durch den harten Gaumen zum Vorschein kam, White *) einen ganz ähnlichen Fall, wo der fremde Körper 3 Jahre im Sinus verweilte; ich beobachtete einen Fall, wo eine Regenschirmspitze unter dem inneren Augenwinkel ins Antrum gestossen darin stecken blieb, bis zur Entfernung einer ebenfalls dadurch veranlassten Verstopfung des Thränennasenkanals nach Monaten eine Incision gemacht und der fremde Körper entfernt wurde.

Allovel **) entfernte ein Stück einer Granate aus dem Sinus maxillaris durch Erweiterung einer Fistelöffnung, die nach erfolgter Heilung der Verwundung zurückgeblieben war und erzielte schnell vollständige Heilung.

Ravaton ***) berichtet von einem General, dem während 25 Jahre eine Kugel im Sinus maxillaris stak, bis sie endlich durch den harten Gaumen hindurch in die Mundhöhle gelangte.

Andere Beispiele erzählt Jourdain †), Louis, Petit ††), Adelmann †††).

Schon aus diesen Beispielen geht hervor, dass fremde Körper, in die Highmorshöhle eingedrungen, zu Resectionen, namentlich zu umfangreicheren nur ausnahmsweise Veranlassung geben. Unter den mir genauer bekannt gewordenen 312 Fällen von Oberkieferresectionen ist nicht eine wegen fremder Körper in dem Sinus gemacht worden.

Was das Vorkommen von Krankheiten am Oberkiefer überhaupt betrifft, so sind unter 449 Fällen 41mal Nekrose, 22mal Caries, 1mal Sclerose, 6mal Tumor fibrosus, 48mal Sarcom, 7mal

*) Cases in Surgery.

**) Mémoires de l'acad. r. d. Chirurgie. T. V. S. 256.

***) Chirurgie d'armée. P. 1768. S. 114.

†) a. a. O. Bd. I. Cap. XII. Beobachtung 2.

††) Journal hebdomadaire. T. II. S. 47.

†††) a. a. O. S. 44—46.

Enchondrom, 13mal Exostose und 7mal knöcherne Geschwulst (Osseous growth); 1, vielleicht 3mal Gefässgeschwulst, 16mal Cysten, 7mal Schleimpolypen, 3mal Cancroide, 74mal Krebs, 41mal unbestimmte Geschwülste, 34mal Ansammlung von Flüssigkeiten, 8mal Zähne im Antrum, 125 nicht näher bekannte Krankheiten gewesen.

Nach Zusammenstellung von 158 Fällen, von denen mir das Geschlecht der Patienten bekannt ist, stellt sich annähernde Gleichheit, eher aber ein Ueberwiegen der männlichen Kranken heraus, nämlich 85 Männer und 73 Frauen. Unter 136 Fällen, bei denen das Lebensalter bekannt ist, sind so ziemlich alle Alter vertreten vom 4ten bis 76sten Jahre. Von 1—10 Jahren finden sich 9 Fälle, von 11—20: 31; von 21—30: 30; von 31—40: 19; von 41—50: 20; von 51—60: 16; von 61—70: 8; von 71—80: 3. In 197 nahm das Leiden 92mal die rechte, 96mal die linke Seite, 9mal beide Seiten ein; so dass beide Hälften so ziemlich gleich häufig afficirt erscheinen.

Tabellarische Uebersicht der Oberkieferaffectionen.

Nach den Krankheiten.

Nekrose	41
Caries	22
Sclerose	1
Tumor fibrosus	6
Sarcom	48
Enchondrom	7
Exostose	13
Knöcherne Geschwulst, Osseous growth	7
Gefässgeschwulst	1 (2?)
Cysten	16
Schleimpolypen	7
Cancroide	3
Krebs	74
Unbestimmte Geschwülste	41
Ansammlung von Flüssigkeit	34
Zähne im Antrum	8
Unbestimmte Affection	125
Summe	456

Carcinom des Oberkiefers.

Gallertkrebs	2
Medullarkrebs	16
Cystenkrebs	4
Zellenkrebs	1
Melanose	2
Krebs ohne nähere Bestimmung	49
Summe der Carcinome	74

Nach dem Alter.

Von 1—10 Jahren	= 9	Fälle
- 11—20 -	= 31	-
- 21—30 -	= 30	-
- 31—40 -	= 19	-
- 41—50 -	= 20	-
- 51—60 -	= 16	-
- 61—70 -	= 8	-
- 71—80 -	= 3	-
Summe der nach dem Alter bekannten Fälle	= 136.	

Nach dem Geschlecht.

Männer	85
Frauen	73
Summe der nach dem Geschlecht bekannten Fälle	158

Nach dem Vorkommen auf beiden Gesichtshälften.

Rechts	92
Links	96
Beiderseits	9
Summe der nach der Affection der Gesichtshälfte bekannten Fälle	197

III.

Die Resection des Oberkiefers.

Unter Resection des Oberkiefers verstehen wir die kunstgemässe theilweise oder gänzliche Entfernung des Knochens mit Erhaltung und möglichster Schonung der bedeckenden Weichtheile und der benachbarten Organe. Wird nur ein Theil desselben abgetragen, so ist es eine partielle, wird der ganze Oberkiefer aus seinen Verbindungen gelöst, so ist es eine totale Resection.

Was die Geschichte dieser Operation betrifft, so hat sie sich aus Anfängen herausgebildet, welche man kaum als Resectionen anzusprechen berechtigt ist, nämlich aus der Punction und Trepanation des Sinus maxillaris, welche bei Hydrops, Empyem, Polypen desselben schon seit langer Zeit, wenigstens schon seit zwei Jahrhunderten in Anwendung kamen. Die Punction kann offenbar nicht zu den Resectionen zählen; wohl aber die Trepanation, wo aus der vorderen oder der Gaumenfläche des Oberkiefers ein Stück herausgeschnitten wird. Für ersteres gab Molinetti schon im 17ten, für letzteres Bertrand und Gooch im 18ten Jahrhundert ein Verfahren an (Walther, Syst. d. Chir. Bd. II. S. 150).

Indem man da, wo grössere Zugänglichkeit erfordert war, namentlich bei Afterbildungen des Sinus durch Messer, Meissel etc. die Trepanationsöffnung erweiterte oder Geschwülste des Oberkiefers sammt den in oder an ihnen haftenden Theilen des Knochens ausschnitt, war der Fortschritt zur eigentlichen Resectio maxillae superioris gegeben.

Die erste partielle Resection des Oberkiefers machte 1693 Acoluthus, praktischer Arzt in Breslau; die erste totale der Franzose Gensoul 1827, darauf ein Jahr später Lizars in England und Textor in Deutschland. Die totale Resection oder Exstirpation beider Oberkiefer vollführte zuerst im Jahr 1844 J. F. Heyfelder.

Die Operation zerfällt hauptsächlich in 2 Theile, in die Bloslegung und in die Trennung des Knochens. Bei ersterer ist vielfach ein Durchschneiden der Gesichtsweichtheile nöthig. Der zweite Theil geschah früher durch starke Scalpelle, Meissel, Trepankronen, welche Instrumente neuerdings durch Knochenscheeren, besonders aber durch Ketten- und Stich-Sägen verdrängt worden sind.

Die bei Resectionen des Oberkiefers erforderlichen Instrumente sind nach der Art der Operation verschieden; im Allgemeinen können folgende in Anwendung kommen:

1) Messer und zwar schmale und breite, convexe und gerade Bisturis und Scalpelle; schwächere zur Durchschneidung der Weichtheile und Entblössung des Knochens, stärkere zur Durchschneidung derber Afterbildungen, verdünnter Knochentafeln; ein geknöpftes Bisturi zur Trennung der zur hinteren Seite des Knochens gehenden weichen Gebilde.

2) Sägen. Stich-, Messer-, Hand-, Blatt- und Bogensägen kleinen Kalibers, die Glockensäge von Martin, namentlich aber die Kettensäge von Aitken oder Jeffray, Heine's Osteotom.

3) Schneidende Knochen-Zangen und -Scheeren und zwar gerade und nach der Fläche oder den Rändern gebogene.

4) Meissel und zwar stumpfe und scharfe, flache und Hohlmeissel, so wie ein Hammer.

5) Scheeren, gerade, nach der Fläche und nach den Rändern gebogene zur Excision entarteter Gewebstheile und Trennung der von hinten zum Oberkiefer gehenden Gefässe, Nerven und Muskeln.

6) Brenneisen von verschiedener Gestalt.

7) Pinzetten. Hackenpinzetten und Kornzangen zum Fixiren von Aftergebilden etc., eine Pinzette nach meiner Angabe, die zu-

gleich zur Einführung der mit der Kettensäge verbundenen Nadeln und zum Halten von Weichtheilen dient.

8) Stumpfe und scharfe Haken, um die Hautlappen zurück zu halten, Aftergebilde oder den zu entfernenden Knochen selbst damit zu fassen.

9) Gröbere Nadeln, die Belloque'sche Röhre und geöhrte Sonden zur Einführung der Kettensäge.

10) Troiquart explorateur und Sonden zur Untersuchung.

11) Unterbindungsgeräthe. Arterienpinzetten, Assalini's Haken, Nadeln, Fäden, Wasser, Schwämme, blutstillende Mittel, namentlich Eis, Liquor haemostaticus Pagliari, Pulvis haemostaticus Massalieni, Liquor ferri chlorati.

12) Verbandgeräthe. Insektennadeln, Nähnadeln, Serres fines, seidene und Baumwollenfäden, Ceratlappen, Leinwand, Charpie.

Lagerung des Kranken und Vertheilung der Assistenz.

Der Kranke muss bei den am Oberkiefer vorzunehmenden Operationen sitzen, damit das vom Operationsfeld herabfliessende Blut möglichst von selbst nach aussen seinen Weg nehme und er das, was ihm in den Mund fliesst, mit Leichtigkeit ausspucken kann. Auch für die Assistenz ist der Patient leichter zugänglich, als wenn er auf dem Tisch oder im Bette liegt. Damit er in sitzender Stellung sich möglichst ruhig und ohne eigene Anstrengung erhalten könne, müssen die Füsse unterstützt sein, der Oberkörper in der betreffenden Lage von zwei Gehülfen gehalten oder durch eine um den Gürtel oder das Becken gelegte und an der Stuhllehne befestigte Binde fixirt, der Kopf durch einen dahinter stehenden Gehülfen zwischen beide Hände gefasst und gegen dessen Brust angedrückt werden. Derselbe Gehülfe hat die Aufgabe, während des Hautschnittes die Finger gegen den Unterkieferast anzudrücken und so die A. maxillaris externa zu comprimiren, weil dadurch die Blutung der aus diesem Stamm hervorgehenden Gefässe vermindert wird. Ueberhaupt ist es demselben neben seiner Hauptaufgabe, den Kopf zu halten, möglich, spritzende Arterien durch Aufdrücken des Fingers auf deren Lumen oder Verlauf so lange zum Stehen zu bringen, bis sie unterbunden werden können. Im Fall der Noth muss selbst die Carotis comprimirt werden.

Der Operateur steht vor oder etwas zur Seite des Kranken, dessen Kopf eine entsprechende Höhe (etwa die Schulterhöhe) einnehmen muss, damit der Operateur weder gebückt zu stehen, noch die Hände zu hoch zu erheben genöthigt ist. Beides würde bei der zuweilen langen Dauer der Oberkieferresectionen zu sehr ermüden und selbst den Operationsakt erschweren.

Um dem Kopf der verschiedenartigen und verschiedenalterigen Kranken die nothwendige Höhe zu geben, bedienten wir uns in Erlangen eines hölzernen Lehnsessels, dessen Sitz durch eine Schraube höher und tiefer gestellt werden konnte, mit gutem Erfolg.

Den Mund durch einen Kork offen zu erhalten, ist namentlich bei Chloroform zweckmässig, da manche Kranke in der Anästhesie den Mund fest verschliessen. Man bediene sich dazu jedoch eines kleinen Stückes Kork und entferne ihn in den Operationspausen auf Augenblicke, um den Kranken von der ermüdenden Kieferstellung ausruhen und mit Bequemlichkeit schlucken zu lassen.

Die Chloroformanästhesie ist für die Hautschnitte unbedingt anzuwenden, mit Unterbrechungen selbst während der ganzen Operation zu gebrauchen. Es erwächst dabei nur für die Assistenten die Aufforderung, durch richtige Haltung des Kopfes den Abfluss des Blutes nach aussen möglichst zu begünstigen, durch Schwämme die Mundhöhle fortwährend zu reinigen und die Augenblicke, wo der Kranke erwacht und die Operation ruht, dazu zu benutzen, durch Wassereinspritzen, Schwämme, Ausspucken und Trinkenlassen des Kranken, diesen zu erfrischen und das Operationsgebiet möglichst von Blut zu befreien.

Die Engländer gehen offenbar zu weit, wenn sie wie Fergusson (The Lancet 1855. Mai) für alle in der Mundhöhle vorzunehmenden Operationen, namentlich für Resectionen an den Kiefern, wie Stanley und Butscher (The Dublin q. journal of med. sc. 1853. XXXI. S. 36) für Oberkieferresectionen die Chloroformanästhesie überhaupt verwerfen.

Solche ausgedehnte und stets erneuerte Ermahnungen gegen den ausgebreiteten Gebrauch des Chloroforms kann ich mir nur dadurch erklären, dass man in England und Frankreich überhaupt mehr Todesfälle durch Chloroform zu beklagen hat, als bei uns in Deutschland. Diese Erscheinung aber hat wohl darin ihren Grund, dass wir mit weniger Rücksichtslosigkeit auf das eigentliche Ziel der Inhalationen, nämlich die Anästhesie und Betäubung losgehen, als die englischen und französischen Chirurgen. Wenn man, wie ich das in den Kliniken berühmter Operateure mit eigenen Augen sah, um die atmosphärische Luft abzuhalten und die Anästhesirung zu befördern, Nase und Mund dergestalt verschliesst, dass überhaupt keine Luft, selbst nicht über einen chloroformgetränkten Körper streichend, zu den Luftwegen gelangt und die gewaltigsten Befreiungsversuche des durch Athemnoth gequälten Individuum als Symptom beginnender Narkose mit noch grösserem Kraftgebot überwältigt, so ist begreiflicher Weise, wenn der Tod eintritt, derselbe weniger ein Chloroformtod, als ein kunstgerechter Erstickungstod.

Von den 20 Oberkieferresectionen, die von 1841—54 in der Erlanger chirurgischen Klinik vorkamen, wurden 16 seit Erfindung der Anästhesie und diese 16 unter Anwendung von Schwefeläther oder Chloroform gemacht; einzelne dauerten beträchtlich lange, die 2 Exstirpationen beider Oberkiefer selbst bis zu $\frac{3}{4}$ Stunden. Gleichwohl gelang es ohne üble Folgen, die Kranken bei den Hauptakten der Operation in Anästhesie zu erhalten. Die Inhalationen wurden stets nur einem erfahrenen Assistenten anvertraut, sobald Anästhesie eintrat, unterbrochen und erst bei lebhaften Schmerzbezeugungen wieder aufgenommen. Bei Besorgniss erregenden Symptomen wurde der Kranke sogar durch Anspritzen mit kaltem Wasser etc. erweckt.

1 unter 16 Fällen lässt die Möglichkeit einer tödtlichen Wirkung durch Chloroform zu; in Wahrheit aber scheint mir der Tod durch den bedeutenden Eingriff der Exstirpation eines Oberkiefers bei einem 5jährigen, durch mehrfache Krebsrecidive und vorausgegangene Operationen geschwächten Knaben hinlänglich erklärt.

Johann Stehr, 5 Jahr alt, hatte 1848 in Nürnberg die Exstirpation des von Markschwamm ergriffenen rechten Bulbus erfahren. Recidive nach $\frac{1}{2}$ und $\frac{3}{4}$ Jahren, beide Mal Exstirpation des Aftergebildes, das zweite Mal mit starker Blutung und Meningitis.

Als im Mai 49 bei einer wiederholten Recidive der die ganze rechte Gesichtshälfte einnehmende Tumor zum vierten Mal, diesmal in der chirurgischen Klinik in

Erlangen, abgetragen wurde, fand man die Orbitalplatte des Oberkiefers durchbrochen, den Sinus von dem Pseudoplasma ausgefüllt, und resecirte den ganzen rechten Oberkiefer. Der Knabe war während der Operation in Chloroformschlaf erhalten worden, der auch nachher anhielt. Es erfolgte mehrmaliges Erbrechen, der Puls blieb klein, die Haut kühl, die Lippen blau. 5 Stunden nach der Operation trat der Tod ein ohne besondere Erscheinungen. — Die Section zeigte die Decke der Orbita an 2 Stellen im Umkreis von 4''' durchbohrt; keine Ablagerungen von Krebs, während die grob anatomische und mikroskopische Untersuchung des Afterprodukts die Diagnose eines Carcinoma medullare bestätigten (cf. J. F. Heyfelder, Klin. Bericht. Prag. Vierteljahrsch. Bd. XXVI. S. 30, und Res. u. Amp. S. 34.).

Genau dieselbe Praxis in Bezug auf die Anwendung des Chloroforms, wie wir, beobachtet Langenbeck, der unter 21 mehr oder weniger ausgedehnten Resectionen des Oberkiefers nicht einmal üble Folgen davon gesehen hat.

Sollte sich die Eigenschaft des Amylens, nach welcher es unschädlicher als Chloroform wirkt und namentlich rascher das Gefühl als das Bewusstsein aufhebt, bestätigen (und zu dieser Hoffnung scheinen die in Berlin in der Jüngken'schen und Langenbeck'schen Klinik angestellten Versuche zu berechtigen), so würden der Anästhesie bei Resectionen des Oberkiefers mit Hülfe dieses neuen Mittels kaum noch Contraindicationen entgegenstehen.

Ausser dem Gehülfen, welcher den Kopf fixirt, müssen wenigstens noch zwei vorhanden sein, von denen einer die Hauptassistenz übernimmt, namentlich die Gefässunterbindung mit dem Operateur zusammen vollbringt, der andere die Operations- und Verband-Geräthe darreicht.

Die totale Resection oder Exstirpation des Oberkiefers.

Historische Notizen.

1827 wurde die erste Exstirpation des Oberkiefers wegen einer Geschwulst der Highmorshöhle von Gensoul[1]), 1828 dieselbe Operation von Textor d. V.[2]) in Würzburg und von Lizars[3]) in London gemacht. Letzterer so wie Leo[4])

[1]) Lettr. chirurg. sur q. malad. grav. du sin. max. Paris 1833. u. Lisfranc, Préc. d. nouv. opérat. B. II. S. 466—482.
[2]) Ueber Wiedererz. d. Knoch. nach Resect. 1842. S. 15.
[3]) Lancet. 1830. T. II. p. 54.
[4]) Rust. Magaz. Bd. LIV. H. 2.

wiederholten sie im Jahr 1830, Gensoul machte sie bis zum Jahr 1833 noch sieben Mal. Im Jahr 1834 wurde sie von Blandin[1]), Syme[2]) zweimal, Guthrie zweimal ausgeführt, von letzterem abermals im folgenden Jahr; 1839 und 40 von Velpeau[3]), Warren[4]), Stevens[5]), O'Lhaugnessy[6]), von da ab in jährlich zunehmender Anzahl von Bach[7]), Feaubert[8]), de la Vacherie[9]), Huguier[10]), Maisonneuve (wenigstens 5—6 Mal)[11]), Fergusson[12]), Rocca[13]), Smith (2 Mal)[14]), Raleigh[15]), Chelius (mehrere Male)[16]), Heyfelder (9 Mal)[17]), Ried[18]), Textor Vater und Sohn (5 Mal), Micheaux de Louvain (15 Mal)[19]), Rothmund, Lenoir (wenigstens 6 Mal)[20]), Robert (6 Mal)[21]), Butscher[22]), Dietz, Chassaignac[23]), Küchler[24]), Mott (14 Mal), Hankock (2 Mal)[25]), Langenbeck (6 Mal), Pitha[26]), Strempel, Baum[27]), Wilms und Anderen.

Die von J. F. Heyfelder gemachten Fälle sind in chronologischer Folge diese:

1. Barbara Hildenstein, 38 Jahr alt, hatte ein Carcinom der vordern Wand des rechten Oberkiefers von so bedeutender Ausdehnung, dass die Nase nach links, der rechte Mundwinkel nach unten, das rechte Ohr nach oben verdrängt war. Allgemeinbefinden gut. Am 11. August 1848 Operation. Hautschnitt 1) in einem Bogen von dem rechten Auge und Ohr über die Wange in die Oberlippe 4—5''' vor der Commissur; 2) ein Schnitt vom äusseren Rand des aufsteigenden Unter-

[1]) Gaz. méd. d. P. 1834. N. 22.
[2]) Edinb. Journ. 1835. N. 124.
[3]) Med. opér. T. 1. App. S. 35.
[4]) Boston. m. journ. 1838. Oct. 16.
[5]) New-York Journ. of med. 1840. April.
[6]) Calcutta quart. journ. Hamb. Zeitschr. Bd. XVI. S. 116.
[7]) G. m. d. P. 1841.
[8]) Ebend. 1840. S. 573.
[9]) Ebend. 1843. S. 156.
[10]) Ebend. 1842. S. 430 u. 822.
[11]) G. d. Hôp. 1842. N. 130. 1849. S. 385 u. 399. 1850. S. 410. 1852. S. 139. G. m. d. P. 1855. S. 603.
[12]) Prov. med. and surg. J. 1842. T. I. N. 22.
[13]) G. m. d. P. 1842. p. 430 u. 822.
[14]) Prov. m. and s. J. 1842. T. I. N. 21.
[15]) Ind. J. of med. and phys. Sc. — Lancet. 1843—44. V. I. N. 5.
[16]) Handb. d. Chirurg.
[17]) Res. u. Amp. S. 20—72.
[18]) Med. Corresp.-Bl. bayr. Aerzte. 1845. No. 10.
[19]) Bulletin de l'acad. r. de méd. de Belg. 1852—53. T. XXI. N. 5. S. 445.
[20]) G. d. hôp. 1852. S. 139.
[21]) Ebend. S. 115 u. 116. 11.
[22]) The Dubl. journ. of med. Sc. 1853. XXXI.
[23]) G. d. h. 1854. S. 328.
[24]) Deutsch. Kl. 1856. S. 141.
[25]) The Lancet. 1852. S. 360.
[26]) Cnurim, Diss. de necrosi phosphorica. Würzburg 1856.
[27]) Borchert, Diss. Nonnulla de excisione max. sup. totali casibus quibusdam illustrata. Rostock 1847.

kieferastes zur Mitte des vorigen. Nachdem der Knochen entblösst, ward der Jochbogen mittelst der Liston'schen schneidenden Zange dicht am Schläfenbein abgetrennt, hierauf die Kettensäge durch die Fissura orbitalis inferior eingeführt und das Jochbein mit Ausnahme seines oberen Dritttheils abgesägt. Indem hierauf die Kettensäge durch eine künstliche Oeffnung in der medialen Orbitalwand hinein und zur knöchernen Nasenöffnung herausgeführt worden, wird der Nasenfortsatz des Oberkiefers getrennt. Nach Herausnahme des ersten Schneidezahns rechts wurde die rechte Hälfte des weichen Gaumens vom harten Gaumen abgetrennt, die Kettensäge mittelst der Bellocq'schen Röhre durch den untern Nasengang geleitet und so die Trennung des rechten Oberkiefers vom linken diesseits der Medianlinie vollbracht. — Geringe Blutung, kein Gefäss unterbunden, Verband nach 5 Stunden durch 16 umschlungene Nähte. Reunio per primam intentionem am 4. Tag. Ernährung anfangs durch eine Spritze, dann durch einen Löffel. Am 11. Tage entlassen; die rechte Wange mässig eingefallen, die Höhle durch Narbenmasse grossentheils ausgefüllt, die Sprache verständlich.

Nach 16 Monaten Tod durch Recidive.

2. Johann Stehr, 5 Jahr alt. Carcinom des Bulbus und Oberkiefers. Mehrmalige Recidive. Exstirpatio ossis maxillaris sup. dextri am 26. Mai 1849, mit hinterem Lateralschnitt. Tod nach 5 Stunden, wahrscheinlich durch Erschöpfung (cf. S. 53).

3. Frau Steffani, 31 Jahr alt. Carcinom des rechten Oberkiefers und Jochbeins, von dem Sinus ausgehend. Gleichmässig pralle, unverschiebliche, sehr empfindliche Geschwulst des rechten Oberkiefers, besonders gegen die Mundhöhle und die Wange zu. Die Respiration namentlich bei horizontaler Lage erschwert, Unfähigkeit, die Kiefer weit von einander zu entfernen, starke Salivation. Allgemeinbefinden gut. Operation am 3. October 1851.

Trennung der Weichtheile durch den hinteren Lateralschnitt. Trennung der Knochenverbindungen mit der Kettensäge. Einführung derselben durch die Fissura orbitalis inferior dadurch erschwert, dass die Nadel in die Afterbildung eintretend darin stecken blieb. Ein mässiger Druck mit einem Hebel genügte zur Trennung der hinteren Knochenverbindungen des Oberkiefers. Das Carcinom reicht bis zur hinteren Wand des Pharynx.

Unterbindung einer Arterie. 12 Nähte (Insektennadeln mit Cautschukstreifen). Primäre Vereinigung mit Ausnahme einer 2''' grossen Stelle am oberen Ende. Entlassen am 10. Tag.

Nach 18 Wochen Tod durch Recidive, nämlich Krebsinfiltration der Unterzungen- und Unterkieferdrüsen (vgl. das chirurg. und Augenkr. Klinikum der Univ. Erlangen vom 1. Oct. 1850 bis 30. Sept. 1851. S. 18).

4. Sophie Schmidt, 28 Jahr alt. Sarcoma max. sup. dextr., welches im Zeitraum von 7 Jahren sich bis zur Grösse eines Gänseeies entwickelte. Operation am 13. Juni 1852. Schnitt durch die Wange, der 3''' vom Mundwinkel in der Oberlippe endigt. Trennung der Knochenverbindung durch die Kettensäge. Am 4. Tag primäre Vereinigung, am 14. Tag entlassen. Vollständige Heilung auch nach mehreren Jahren.

5. Albrecht Hoffmann. 34 Jahr alt. gesund und kräftig. bemerkt seit 13 Jahren Verstopfung der rechten Nasenhälfte durch eine Aftermasse, deren Extraction Anfangs alle Jahr, später alle Vierteljahr, dann alle Monat nöthig wird. Geschwulst der rechten Nasenhälfte und des oberen Wangentheils, Nasen- und Muschelbein verdrängt und verdünnt. Carcinom des rechten Sinus maxillaris. Gleichwohl war der rechte Oberkiefer gegen die Mundhöhle zu nicht weit aufgetrieben, wenngleich zahnlos geworden. Operation am 22. August 1852. Hautschnitt in der Mittellinie, kleiner wagrechter von dessen oberem Ende zum innern Augenwinkel. Da durch Usur die Verbindung des Oberkiefers mit dem Stirn- und Nasenbein schon aufgehoben war, brauchten nur noch die mit dem linken Jochbein und dem linken Oberkiefer durch die Kettensäge getrennt zu werden. Auch die Verbindungen des Knochens nach hinten wichen einem geringen Druck. Das vom Sinus ausgehende Medullarcarcinom war in seiner Mitte eiterig zerfallen. Unbedeutende Blutung. Die Vereinigung durch 16 Nähte gelingt per primam intentionem mit Ausnahme einer kleinen Stelle zwischen Augenwinkel und Nase.

Nach 6 Wochen an der eben bezeichneten Stelle Auftreten von Krebsknoten. Exstirpation; Ersatz des Substanzverlustes durch Hautverschiebung. Gleichzeitige Entfernung der krebsig infiltrirten linken Unterkieferdrüse. Nach 10 weiteren Tagen Extraction eines Carcinoms aus dem rechten Nasenloch. Anfangs November Exstirpation einer an die Stelle des entfernten Oberkiefers getretenen bedeutenden Krebsgeschwulst.

Ende November abermalige Recidive im Gesicht mit Verlust des Bulbus; Tod Ende December, also 4 Monate nach der Operation.

6. Adam Gerbing, 18 Jahr alt. Cystocarcinoma gelatiniforme des Oberkiefers, Jochbeins und Unterkiefers der rechten Seite. Schnelle Entwicklung einer haselnussgrossen Geschwulst in der Gegend der Parotis bis zu einer die ganze Gesichtshälfte vom untern Orbitalrand bis über den untern Rand der Mandibula hinaus, vom äusseren Rand des Ramus ascendens bis zur Nase einnehmenden Anschwellung. Die Wangenhaut bis zum Bersten angespannt, die Nase nach links verdrängt, die Sprache näselnd und schwer verständlich, das Schlucken erschwert; die Kiefer kaum von einander entfernbar. Höckerige Oberfläche, harte und weiche Consistenz an verschiedenen Stellen. Mit dem Troicart explorateur eingehend, fand man in der Mitte der Geschwulst eine breiweiche Masse, die aus Zellen verschiedener Gestalt bestand. Am 9. October 1852 Operation Die Trennung der Weichtheile geschah durch eine 15''' vom rechten äusseren Augenwinkel beginnenden am äusseren Rand des aufsteigenden Astes und am unteren Rand des Körpers der Mandibula bis zum Kinn verlaufenden Schnitt. Die Trennung der Knochenverbindung gegen den Jochbogen und das Stirnbein geschah mit Liston's Knochenscheere, die gegen den linken Oberkiefer mittelst der Kettensäge, welche mit Hülfe der Bellocq'schen Röhre von der Mundhöhle aus in die Nasenhöhle eingeführt wurde. Hierauf gelang die Entfernung des Oberkiefer- und Jochbeins ohne Hülfe von Meissel oder Hammer durch einfachen Zug der Hand, indem die Verbindungen mit dem Processus pterygoideus und dem senkrechten Theil des Gaumenbeins schon vorher gelockert waren. Der Unterkiefer ward in der Mitte durchgesägt und konnte

alsdann ohne Mühe entfernt werden, da Kronen- und Gelenk-Fortsatz schon zerstört waren.

Vier Arterien werden unterbunden, die Wunde durch 17 umschlungene und 5 Knopfnähte vereinigt. Am 4. Tage war dieselbe durchgängig primär verheilt, die rechte Gesichtshälfte eingefallen, das Auge prominirend. Tod am 28. Tage nach der Operation durch Pyämie. Abscesse fanden sich in den unteren Lappen beider Lungen, in der Milz, in der hinteren Hälfte der rechten Hemisphäre.

Der exstirpirte Oberkiefer war ganz von Krebsmasse ersetzt, so dass Highmorshöhle und Knochensubstanz verschwunden waren. Im Innern des Tumors fanden sich Cysten theils mit Blut theils mit gallertiger Masse gefüllt, die aus runden, ovalen, spindelförmigen, granulirten und Mutterzellen bei sparsamer Faserung bestanden.

7. Exstirpation des rechten Oberkiefers wegen Cystosarcoma phyllodes antri Highmori.

Margarethe Sauthner, 21 Jahr alt. Operation am 10. October 1853. Trennung der Weichtheile in der Mittellinie, der Knochenverbindungen gegen Nasen- und Stirnbein mittelst der Listonschen Zange, gegen Jochbein und den zweiten Oberkiefer mittelst der Kettensäge, wobei wieder die Bellocqsche Röhre von der Mundhöhle aus in die Nasenhöhle geführt ward. Keine Arterie unterbunden. Vereinigung der Gesichtstheile durch 5 Serres fines, 5 Carlsbader Nadeln und 4 Knopfnähte, wodurch am 4. Tage primäre Vereinigung erzielt wurde, einzelne Stellen am Nasenrücken ausgenommen. Erypsipel des Gesichts. Geheilt entlassen den 20. November. Bleibende Heilung.

8. Exstirpation des linken Oberkiefers wegen Carcinom.

Adam Schirmer, 59 Jahr alt, wird am 20. März 1854 operirt. Hautschnitt in der Mittellinie, Trennung der Knochenverbindungen mit der Kettensäge. Primäre Vereinigung. Heilung.

9. Exstirpation des linken Oberkiefers sammt der linken Hälfte der Mandibula wegen Cystocarcinoma.

Johann Förner, 45 Jahr alt, operirt am 13. Juni 1854 mit medialer Schnittführung und Aussägung des Knochens aus seinen Verbindungen durch die Kettensäge. Tod nach 16 Tagen durch Meningitis.

Von Langenbeck wurde vom Jahr 1851—56 die Exstirpation des Oberkiefers 6 Mal gemacht.

1. Frau, 63 Jahr alt. Carcinom des rechten Oberkiefers. Operation am 5. Mai 1851. Vorderer Lateralschnitt mit Querschnitt von dem oberen Ende des ersten zum inneren Augenwinkel gehend. Dritter Schnitt in der Schläfengegend. Die Trennung der Knochenverbindungen geschieht mittelst der Stichsäge und der Knochenscheere. Bedeutende Blutung nach der Operation und Nachblutung nach schon angelegter Naht, so dass diese wieder getrennt werden muss. Erysipel. Zur Deckung eines zurückgebliebenen Hautdefectes wird am 26. Juni eine plastische Operation gemacht, welche theilweise misslingt. Am 18. Juli verlässt die Patientin geheilt, aber mit nicht ganz ersetztem Defect das Clinicum.

2. Mann, 63 Jahr alt. Carcinom des rechten Oberkiefers. Operation am

9. December 1851. Wangenlappenschnitt. Resection des ganzen Oberkiefers und des Processus coronoideus maxillae inferioris. Starke Blutung, so dass das Ferrum candens auf die Operationsfläche angewandt wird. Nachblutung. Bald treten suffocatorische Erscheinungen auf. Der Tod erfolgt 12 Stunden nach der Operation. Die Section weist eine grosse Menge geronnenen Blutes im Magen und Oedem der Lungen nach.

3. Mann, 58 Jahr alt. Carcinom des rechten Oberkiefers. Eine Amputation des Oberkiefers hatte am 17. October 1854 stattgefunden. Es trat Recidive ein und wurde am 1. November 1854 der zurückgebliebene Theil des Knochens sammt dem Bulbus entfernt.

4. Frau, 63 Jahr alt. Carcinom des rechten Oberkiefers. Operation am 22. April 1856 mittelst der Stichsäge. Excision entarteter Haut. Gangrän der Weichtheile. Tod durch Erschöpfung am 28. Tage.

5. Frau, 62 Jahr alt. Carcinom des linken Oberkiefers. Operation am 23. Mai 1856. Bogenschnitt durch die Wange ohne Lippenverletzung von der Jochbeingegend bis gegen den Mundwinkel verlaufend. Trennung der Knochenverbindung mit der Stichsäge. Tod am 3. Tag durch Collapsus und Oedem der Lungen. Während der Operation starke Blutung und zugleich sehr tiefe Narcose. Bei der Section Blut und einzelne Fibringerinnsel in den Bronchien.

6. Mann, 75 Jahr alt. Carcinom des linken Oberkiefers. Seit 1½ Jahren Schmerzen, Geschwulst; Caries und Extraction der Zähne am linken Oberkiefer. Zugleich linker Kapsellinsenstaar, rechts Cataracta incipiens. Das linke Auge nicht höher gestellt, das linke Nasenloch impermeabel. Die Zähne fehlen. Die Mundfläche des Oberkiefers im Umfang eines Thalers mit fungösen Wucherungen bedeckt. Gelinder Druck äusserst empfindlich. Spontane Schmerzen strahlen nach der Gesichtshälfte von der Schläfengegend aus.

Die Operation wurde während meiner Anwesenheit am 28. Februar gemacht. Nachdem der Patient durch Chloroform anästhesirt war, wurden die Weichtheile durch den vorderen Lateralschnitt und einen zweiten vom Anfangspunkt des ersten beginnenden und längs des unteren Orbitalrandes bis auf das Jochbein verlaufenden Schnitt getrennt; die Knochenverbindungen mittelst der Stichsäge durchsägt, die Verbindungen des Knochens nach hinten mit dem abgestumpften Resectionsmesser getrennt. Die Blutung war während und nach der Operation bedeutend und stand erst auf eine kurzdauernde Temponade mit Liquor ferri. Die Operationshöhle wurde, wie L a n g e n b e c k zu thun pflegt, mit Charpie ausgefüllt, die Wunde durch die umschlungene und Knopfnaht vereinigt, bei später eintretenden Schmerzen Eis aufgelegt. Der Tumor stellte sich als Faserkrebs heraus, der von der Fovea maxillaris ausgegangen war und den Knochen bis auf einige dünne Platten zerstört hatte.

Die Wunde heilte per primam intentionem; es war fast kein Fieber vorhanden, das Schlucken ungestört, die Eiterung gering. Vom 4. März an Verschlimmerung des ganzen Zustandes, Eiterung profuser und weniger gut, Fieber stärker, Husten. 7. März. Die Eiterung hat einen jauchigen Charakter angenommen. Die Ränder des Schnitts von der Nase bis zum Jochbein haben sich wieder getrennt; Collapsus, vermehrter Husten. Dabei vesiculares Athmen, starke, grossblasige Rhonchi. Nachts 1½ Uhr Tod.

Bei der Section zeigte sich, dass das Carcinom nicht etwa von der Basis cranii ausgegangen war. Bis auf einen geringen Rest in der Fossa temporalis war es gänzlich entfernt Die Wundfläche in der Operationshöhle stellt einen grossen Jaucheheerd dar. Bronchitis in Folge der abfliessenden Jauche scheint die Todesursache gewesen zu sein.

Durch Dr. Wilms wurde in Bethanien die Exstirpation des linken Oberkiefers mit gleichzeitiger partieller Resection des rechten Oberkiefers vollführt.

K., Arbeitsmann, 43 Jahr alt. Phosphornekrose beider Oberkiefer. Die Weichtheile waren bereits in grosser Ausdehnung von den nekrotischen Kiefern spontan getrennt, so dass die Sonde nach allen Richtungen zwischen den Kieferknochen und den abgelösten Weichtheilen geführt werden konnte. Die Schleimhaut des Gaumens um einen Zoll zurückgewichen, dass die zahnlosen Alveolarfortsätze zwischen dem verdickten und zurückgewichenen Zahnfleische hervorragten. Am 7. Februar 1855 wurde die Operation vorgenommen; die Wangen auf beiden Seiten durch den hinteren Lateralschnitt durchschnitten, der dadurch gebildete Lappen von den Oberkieferbeinen losgetrennt und nach Durchschneidung der knorpeligen Nasenscheidewand über die Stirn zurückgeschlagen. Die Verbindungen des Oberkiefers mit dem Jochbein und dem Nasenbein wurden mit der Kettensäge, die schon sehr gelockerte mit dem entgegengesetzten Oberkiefer mittelst des Meissels getrennt. Bei dem rechten nicht in ganzer Ausdehnung nekrotischen Oberkiefer wurde mit dem Meissel und der Liston'schen Knochenscheere die vordere Wand an der Grenze der Orbitalplatte getrennt und mit dem Processus alveolaris und palatinus sammt dem Gaumenbein entfernt, so dass der obere und äussere Theil des Knochens zurückblieb. Vereinigung der Wunde durch umschlungene und Knopfnähte; Heilung per primam intentionem. Bei einer tonisirenden Behandlung besserte sich das Allgemeinbefinden bis zum 16. November sichtlich, als an diesem Tage unter heftigen Fiebererscheinungen ein Erysipelas des linken Ohres eintrat, welches nach einem kurzen Nachlass der Erscheinungen sich über die Stirn und den behaarten Kopftheil ausdehnte und am 26. November unter typhösen Erscheinungen den Tod des Kranken zur Folge hatte.

Indicationen.

Nekrose und Caries, wenn sie nicht von selbst oder durch Behandlung zur Heilung tendiren, die allgemeine Gesundheit oder selbst das Leben gefährden, fordern einen operativen Eingriff und zwar Exstirpation des Oberkiefers, sobald das Leiden auf den ganzen Knochen ausgedehnt ist.

Gutartige Geschwülste, ob sie von dem Sinus oder der Substanz des Knochens ausgehen, machen durch übermässiges

Wachsthum, Deformität, Funktionsstörung bis zur Gefährdung des Lebens die Resection und zwar des ganzen Oberkiefers nöthig, wenn sie Veränderung des ganzen Knochens zur Folge haben, wenn sie mit dem ganzen Knochen Verbindungen eingegangen haben und wenn ihre totale Ausrottung ohne Entfernung des Oberkiefers nicht möglich ist.

Bösartige Geschwülste, welche einen grösseren Theil oder die Totalität des Os maxillare superius einnehmen, mögen sie von der Highmorshöhle oder der Knochensubstanz ihren Ursprung genommen haben.

Dagegen darf zum Zweck, einen von der Basis cranii ausgehenden Nasenrachenpolypen für Messer und Cauterium zugänglich zu machen, die totale Resection des Oberkiefers nicht angewandt werden, falls er nicht gänzlich in das Leiden mit hereingezogen ist. Die Zugänglichkeit zum Ausgangspunkt wird durch eine bei weitem weniger eingreifende partielle Resection vollkommen erreicht, so dass es geradezu gewissenlos erscheint, den ganzen Knochen zu diesem Behuf wegzunehmen, wie es Flaubert fils (Gaz. d. h. 1853. S. 22), Michon (ebend. und a. a. O.) und Maisonneuve (G. d. h. 1852. S. 139) mehrere Male, Robert in Paris (ebend. S. 115—116) 6 Mal und nach ihrem Vorgang auch Andere gethan haben.

Contraindicationen sind

1) eine so bedeutende Ausdehnung der Afterbildungen, dass dieselben gänzlich auszurotten unmöglich ist, namentlich also wenn die Basis cranii in Mitleidenschaft gezogen ist und besonders bei bösartigen Geschwülsten.[1])

Dagegen ist ein circumscripter Zusammenhang gutartiger Geschwülste mit dem Periost der Basis cranii keine Contraindication, wie die gelungene Entfernung derartiger fibröser Polypen beweist.

2) Eine weitere Contraindication sind nachweisbare Krebsablagerungen in anderen Organen.

[1]) Fälle von Krebs des Oberkiefers, die wegen zu grosser Ausdehnung nicht mehr operirt wurden, finden sich bei Pitha (a. a. O.), Heyfelder (Jahresbericht 1844—45. S. 25), Weeden Cooke (The Lancet. 1852. Bd. II. S. 194), Holt (The Lancet. 1851. Bd. II. S. 237 u. 515). Ein Fall ist in der Langenbeckschen Klinik beobachtet worden.

3) Eine noch fortdauernde mit dem örtlichen Leiden in Zusammenhang stehende Dyskrasie, z. B. Scrophulose, Syphilis etc.

Nicht aber darf als Contraindication angesehen werden die Ausbreitung des Uebels auf den zweiten Oberkiefer, das Jochbein, den Flügelfortsatz des Keilbeins, den Unterkiefer, indem alle diese Theile zugleich mit dem Oberkiefer entfernt werden können. Unter den 11 von J. F. Heyfelder gemachten Exstirpationen des Oberkiefers wurde 3mal das andere Oberkieferbein, 2mal das Jochbein, 2mal der halbe Unterkiefer, 1mal das Jochbein und der halbe Unterkiefer mitresecirt. Unter 7 Fällen von Langenbeck ward 1mal gleichzeitig der Processus coronoideus des Unterkiefers, 1mal der grösste Theil des anderen Oberkiefers, in dem Fall von Wilms die mediale und untere Partie des zweiten Oberkieferknochens entfernt.

Operation.

Die Operation zerfällt wesentlich in 2 Akte: 1) in die Blosslegung des Knochens von den Weichtheilen und 2) in die Auslösung des Knochens aus den Knochenverbindungen.

I. Die Blosslegung des Knochens von den Weichtheilen.

Hierbei handelt es sich darum, die grösstmögliche Schonung der Weichtheile mit der grösstmöglichen Zugänglichkeit des Knochens zu vereinigen.

Eine subcutane totale Entfernung des Oberkiefers, also eine solche ohne Trennung der äusseren Gesichtsweichtheile, ist nur denkbar bei geringer Ausdehnung des Knochens, gesunden Weichtheilen und schon durch den Krankheitsprocess eingetretener Lösung der hauptsächlichsten Knochen-Verbindungen, so dass die Operation mehr die Herausbeförderung einer grossentheils gelösten, als die Auslösung des Knochens wäre (z. B. bei Nekrose). Eine solche Operation wird man besser Extraction, als die totale Resection des Oberkiefers nennen.

Eine eigentliche Exstirpation des Oberkiefers erfordert die Durchschneidung der Gesichtsweichtheile, die durch einfache oder complicirte Schnittführungen bewerkstelligt werden kann.

Bei gesunder Beschaffenheit der weichen Bedeckungen und einer mehr gleichmässigen, nicht zu grossen Ausdehnung des Knochens kommt man mit einfachem Verfahren aus.

Die einfachen Schnitte werden entweder in der Mittellinie des Gesichts oder seitlich von derselben geführt und können demnach in Medianschnitte und Lateralschnitte eingetheilt werden.

1) Der Medianschnitt, von Dieffenbach und Heyfelder angewandt, beginnt von der Glabella und geht über die Mitte der Nase und Oberlippe bis zu deren freiem Rand. Ein zweiter kleiner Schnitt verbindet den Anfangspunkt des ersteren mit dem inneren Augenwinkel der kranken Seite. Dadurch erhält man einen grossen viereckigen die ganze Wange einnehmenden Lappen, dessen untere Grenze der freie Rand der Oberlippe, dessen obere der freie Rand des unteren Augenlides und der kleine wagrechte Schnitt, dessen vorderer Rand der Medianschnitt ist. Dadurch wird der ganze Oberkiefer entblösst und passt daher dieser Schnitt in allen den Fällen, in welchen die Hauptausdehnung der Geschwulst nicht gegen das Ohr und den aufsteigenden Ast der Mandibula gerichtet ist. Zugleich werden bei dieser Schnittführung am wenigsten Muskeln, Nerven und Gefässe durchschnitten, indem nur die A. coronaria labii superioris, die schwachen Rami dorsales nasi und die mit ihnen anastomosirenden Aeste der A. ophthalmica durchschnitten werden. Der Hauptvortheil aber ist die Vermeidung des Facialnerven und der durch seine Durchschneidung gesetzten Lähmung, sowie des Stenon'schen Ganges.

Die von Blasius und Ried gegen das Verfahren erhobenen Zweifel, dass die Ernährung des Lappens bei seiner Grösse und Dünnheit leiden möchte, hat die Erfahrung widerlegt, indem die primäre Vereinigung der Wunde nach dem Medianschnitt vollkommen zu gelingen pflegt.

Von den Lateralschnitten unterscheiden wir einen Wangenschnitt und einen nach vorn gelegenen vom inneren Augenwinkel am Nasenflügel vorbei in die Lippe mündenden Schnitt.

2) Der Wangenschnitt oder hintere Lateralschnitt verbindet in gerader Richtung oder in einer Bogenlinie (siehe Heyfelder No. 1, S. 55) die Commissur der Lippen mit dem

äusseren Augenwinkel oder einem dem vorderen Theil des Jochbeins (nach Blandin), oder der Mitte desselben (nach Syme), oder dem Anfang des Jochbogens (nach Velpeau und Heyfelder, siehe Fall No. 4, S. 56) entsprechenden Punkte. Bei diesem Verfahren werden die Kreismuskeln des Auges und des Mundes, die Zygomatici, der Kau- und Backenmuskel durchschnitten; führt man das Messer an dem vorderen Rand des M. zygomaticus major, so bleibt derselbe erhalten. Ausser der A. coronaria oris wird der Stamm der A. maxillaris externa vor seinem Uebergang in die A. angularis, die A. transversa faciei so wie mehrere unbedeutende Muskeläste von dem Schnitte getroffen, ebenso die Aeste des N. facialis, wodurch halbseitige Gesichtslähmung bedingt wird. Seiner Lage nach kann der Stenon'sche Gang abgeschnitten werden und eine Speichelfistel die Folge davon sein. Michon (G. d. h. 1853. S. 178) hatte das Unglück, durch einen beinahe horizontal durch die Wange in den Mundwinkel geführten Schnitt den Ductus Stenonianus abzuschneiden und eine Speichelfistel zu verursachen, die er nachträglich durch Einstossen eines Stilets zur Heilung brachte.

Der Ausführungsgang der Parotis kann vermieden werden, indem man den Hautschnitt weit nach vorne auf dem Jochbein beginnen oder denselben nach Huguier nicht in der Commissur der Lippen, sondern einige Linien von da in der Oberlippe endigen lässt. Bei starker Ausdehnung und Verschiebung der Wange aus der natürlichen Lage wird aber selbst unter Beobachtung dieser Cautelen beim Wangenschnitt der Stenon'sche Gang nicht immer vermieden werden können.

Der Vortheil dieses Verfahrens besteht darin, dass man einen einzigen Schnitt und demnach eine einzige Narbe erhält, dass Geschwülste, die sich hauptsächlich gegen das Jochbein hin ausdehnen, dadurch sehr zugänglich gemacht werden, dass man im Fall der Naht den ersten Schnitt leicht durch einen zweiten combiniren kann; ihre Nachtheile aber sind die sehr sichtbare, bei secundärer Heilung möglicher Weise sehr entstellende Narbe, die Durchschneidung des N. facialis mit seinen üblen Folgen, die Gefährdung des Ductus Stenonianus.

3) Der vordere laterale Schnitt beginnt vom inneren

Augenwinkel und führt in einer geraden Linie an der Grenze zwischen Wange und Nase durch die Furche des Nasenflügels in die Oberlippe. Ausser dem bei jedem Verfahren betheiligten Orbicularis oris trifft dieser Schnitt den M. levator labii superioris alaeque nasi, mit dessen Fasern er so ziemlich parallel verläuft, den M. levator lab. sup. propr. und zum Theil den M. compressor et depressor nasi; von Gefässen die A. angularis und deren Anastomosen mit der A. ophthalmica sammt der Kranzarterie des Mundes. Durch diesen einzigen Schnitt erhält man 1) einen grossen Lappen, der von dem freien Rand des unteren Lides, der Schnittwunde und dem freien Rand der Lippe begrenzt wird und, vom Knochen lospräparirt, den ganzen Oberkiefer zugänglich macht; 2) einen kleinen, der Nase zugekehrten Lappen, der bis zur Medianlinie des Gesichts von der knöchernen Unterlage freipräparirt werden muss, so dass der Proc. front. os. maxillaris sup. und die Incisura pyriformis der betreffenden Seite frei wird.

Dieses Verfahren hat vor dem bisher gebräuchlichsten 2ten Verfahren voraus, dass der Antlitznerve und der Stenon'sche Gang nicht gefährdet, die Narbe weniger sichtbar ist und theilweise sogar mit den natürlichen Falten, welche den Nasenflügel und vom inneren Augenwinkel ausgehend das untere Lid begrenzen, zusammentrifft; vor dem Medianschnitt hat es den Vorzug, aus einem einzigen Schnitt zu bestehen und dass die Wunde nicht gerade auf eine harte Unterlage zu liegen kommt; vor beiden hat es das Gute, nicht wie jene an und theilweise selbst jenseits der Grenze der Oberkieferfortsätze, sondern über dessen Körper selbst zu verlaufen, so dass es bei Geschwülsten, deren Hauptmasse gegen die Nase zu liegt, wie bei solchen, welche hauptsächlich die Unterschläfengegend ausdehnen, in Anwendung kommt. Die Fähigkeit, durch Hinzufügung eines einfachen zweiten Schnittes nach Bedarf combinirt zu werden, besitzt dies Verfahren in gleichem oder selbst höherem Grade als die vorigen. Bei besonderer Ausdehnung der Geschwulst gegen die Nasenwurzel würde ich kein Bedenken tragen, vom oberen Ende des ersten Schnittes einen senkrechten gegen die Glabella hinzuzufügen. Bei besonderer Intumescenz der oberen Wangengegend, namentlich bei der Möglichkeit oder Nothwendigkeit das Jochbein mit zu reseciren, wird eine Verlängerung der Augenspalte über den äusseren Winkel hinaus um 1 Zoll oder selbst schon um ½ Zoll die Zugänglichkeit ausgiebig vermehren. Endlich, wenn die Geschwulst sich bis in die Parotidealgegend erstreckt und eine partielle Resection des Unterkiefers denkbar ist, wird ein zweiter von der Commissur der Lippen nach aussen und mehr oder weniger nach unten geführter Schnitt mit dem ersten zusammen Geschwulst und Knochen gehörig zugänglich machen, ohne die Weichtheile allzusehr zu verletzen und namentlich ohne die Gefahr des zweiten Verfahrens.

Das Verfahren No. 3 möchte daher die meisten Vortheile in sich vereinigen und in der grössten Zahl von Fällen zur Anwendung kommen. Küchler's Schnittführung, wie er sie (Deutsche Klinik 1856. S. 141) vorgeschlagen, ist ein Theil der vorigen, indem er einen nur 1½ Zoll langen Schnitt von der Lippe aus am Nasenflügel vorbei nach oben gehen lassen will. Derselbe eignet sich jedoch mehr für partielle Resectionen oder Extractionen schon theilweise gelöster Knochen, indem er den Proc. front. max. sup. nicht blosslegt, also dessen operative Abtragung auch nicht ermöglicht. Dem Prinzip nach verdient Küchler die vollkommenste Zustimmung, dass der Hautschnitt auf eine möglichst geringe Ausdehnung reducirt werden müsse. Seine Polemik gegen die complicirten Schnittführungen ist jedoch in sofern unnöthig, als in den letzten Jahren die Operateure durchweg sich der einfacheren Verfahren befleissigt haben.

Die complicirten Verfahren sind Combinationen der 3 ersten einfachen unter sich und mit neuen Schnittführungen. Ausser den bei No. 3 vorgeschlagenen gibt es noch eine grosse Anzahl, die hauptsächlich in 2 Classen zerfallen, nämlich solche, wo 2 Schnitte bestehen ohne zusammenzutreffen, und solche, wo 2 oder mehrere Schnitte zusammentreffen.

Zu den ersteren gehört

4) die Bildung eines oberen Lappens nach Malgaigne, Syme oder Lisfranc. Zu dem Wangenschnitt fügt Malgaigne einen zweiten Schnitt von dem Nasenloch der kranken Seite senkrecht in die Oberlippe, Syme den unter No. 3 angegebenen,

Lisfranc (a. a. O. S. 475) eine Combination von beiden; in allen 3 Fällen entsteht ein 4eckiger Lappen mit oberer Basis, der sich bei vorwiegender Entwicklung der Geschwulst gegen die Nase hin eignen würde.

Zu b) gehören alle übrigen Verfahren:

5) Die T, V und Hschnitte. Der Tschnitt nach Ried (Resect. S. 128) und Maisonneuve besteht aus dem Wangenschnitt, auf dessen Mitte ein zweiter vom innern Augenwinkel her geführt wird. Eine Art von Vschnitt erhält Blandin, indem er vom oberen Ende des Wangenschnittes einen zweiten längs dem Jochbogen macht: Gensoul, Guthrie, Fergusson u. A. bildeten einen oder 2 viereckige Lappen durch 2 senkrecht oder schräg durch die Wange verlaufende, an ihren Enden oder in der Mitte durch einen horizontalen verbundene Schnitte.

6) Der Kreuzschnitt nach Syme, wo der Wangenschnitt durch einen senkrechten gekreuzt wird.

Diese combinirten sich schneidenden und kreuzenden Schnitte haben den Nachtheil, den Stenon'schen Gang zu treffen, die Gefässe und Nerven der Wange mehrfach zu durchschneiden und eine augenfällige Entstellung zurückzulassen, ohne in ausgedehnterem Maasse den zu exstirpirenden Knochen blosszulegen als das Verfahren No. 3 mit seinen Combinationen oder No. 4.

Unterschieden von ihnen, weil es die Wange schont und nur bei einer bestimmten Complication angewandt wird, gleichwohl zu ihnen gehörig, weil es aus mehreren Schnitten besteht, ist

7) das Verfahren von J. F. Heyfelder bei Ausdehnung des Leidens über den Unterkiefer (cf. Krankengeschichte No. 6. S. 57). Ein vom Jochbogen beginnender längs dem äusseren Rand des aufsteigenden Astes und dem unteren Rand des Körpers der Mandibula bis zum Kinn verlaufender Schnitt, in welchen ein zweiter senkrechter von dem freien Rand der Unterlippe fällt. Nur durch Ausbreitung des Uebels vom Oberkiefer auf die Mandibula indicirt, gestattet dieses Verfahren eine ausgedehnte Blosslegung beider Knochen.

Eine wichtige Modifikation des einfachen oder durch Querschnitte combinirten vorderen und hinteren Lateralschnittes, des

V und A und anderer Lappenschnitte ist durch Langenbeck in die Chirurgie eingeführt worden, indem er bei totalen und partiellen Resectionen die Schnittführungen ohne Spaltung der Lippe anwandte (cf. Langenbecks Fall No. 5. S. 59). Es ist allerdings ein Vorzug für den Erfolg der Heilung, dass die Lippe unverletzt bleibt und nicht den Chancen einer unexacten Vereinigung ausgesetzt wird, obgleich in der grossen Mehrzahl der Fälle die Genauigkeit der Vereinigung allein von der Sorgfalt des Operateurs abhängt. Der Vortheil wird aber durch Nachtheile ausgeglichen, indem 1) bei Totalresectionen die Wangenschnitte um so ausgiebiger sein müssen, wenn trotz der ungespaltenen Lippe die erforderliche Zugängigkeit beschafft werden soll. 2) Wird bei dieser Methode das Ausfliessen und Herausleiten des Blutes aus dem Munde und die Reinigung der Mundhöhle von Blutgerinnseln bedeutend erschwert, während gerade darauf der gute Erfolg der Operation mitbegründet ist.

Soweit die Weichtheile mit erkrankt sind, werden dieselben durch 2 elliptische Schnitte umgeben und abgetragen oder nachträglich mittelst einer Scheere abgeschnitten. Ueberhaupt muss der Operateur je nach den vorhandenen Complicationen ein Verfahren zu wählen und zu modificiren wissen.

Der allgemeinen Indication, bei möglichster Schonung der Weichtheile den Knochen so sehr als möglich zugänglich zu machen, entspricht der vordere laterale Schnitt, so wie er sammt seinen unter No. 3 angegebenen Combinationen für die verschiedenen Einzelfälle beinahe durchgehends ausreichen wird. Die in der Wange zusammentreffenden Schnitte No. 4 und 5 können entbehrt und sollen vermieden werden. Das zweckmässige Verfahren von Heyfelder (No. 7) hat eine einzige, bestimmte Indication.

Der Hautschnitt wird bei gehörig fixirter Gesichtshaut bis auf den Knochen gemacht, hierauf die Weichtheile dicht vom Oberkiefer mit gegen den Knochen gerichtetem Messer bis an die Grenzen des Knochens abgetrennt und dabei so viel wie nur immer thunlich vom Periost an demselben erhalten. Bei meinen zahlreichen, gemeinschaftlich mit Prosector Dr. Rüdinger an der Leiche angestellten Operationen gelang es mir bei dem vorderen lateralen

Schnitt mehrere Male, das ganze Periost der vorderen Wand des Oberkiefers als zusammenhängende Membran an der Innenseite des grösseren, seitlichen Lappens zu erhalten. Es hat dies den Vortheil, sowohl die Wangenweichtheile durch eine derbe, mehr oder weniger glatte Schichte nach innen abzuschliessen und vor anderweitiger Verletzung zu schützen, als auch einen theilweisen Knochenersatz in hohem Grade zu begünstigen.

Bei diesem Losschälen der Gesichtsweichtheile vom Oberkiefer wird der Nervus und die Arteria infraorbitalis an ihrem Austritt aus dem Foramen infraorbitale durchschnitten. Welches Verfahren man auch wählt, so werden die Weichtheile und Knorpel der betreffenden Nasenhälfte dicht an der Incisura pyriformis vom Knochen getrennt.

Ist der Knochen bis an seine Grenzen oder bis an die Grenzen der Geschwulst blossgelegt und fordert nicht irgend ein Umstand die Beschleunigung der Operation, so kann man jetzt eine Pause machen, lebhaft spritzende Arterien unterbinden, die Wundfläche und Mundhöhle reinigen, Ausdehnung und Beschaffenheit des Leidens noch einmal untersuchen, den Kranken, falls man ohne Chloroform operirt, durch einen Trunk Wassers oder Weins erquicken, falls man die Chloroformanästhesie anwendet und der Operirte erwacht war, denselben aufs Neue anästhesiren, ehe man zum zweiten Theil der Resection fortschreitet.

II. Die Auslösung des Oberkiefers aus den Knochenverbindungen.

Als Einleitung zu diesem Theil der Operation, nach welcher Methode er auch durchgeführt werde, dient die Abtrennung der Periorbita von der Orbitalfläche des Oberkiefers. Man schneidet mit einem kräftigen Messer parallel und etwas nach innen vom Orbitalrand das Periost auf dem Knochen ein, vom Thränennasenkanal an bis zum unteren lateralen Winkel der Orbita. Dann mit einer feinen Pinzette und der Messerspitze das Periost von dem Schnitt aus aufhebend dringt man vorsichtig und gleichmässig von verschiedenen Seiten zwischen Knochen und Knochenhaut. Verfährt man nicht mit gehöriger Genauigkeit und Vorsicht, so bleibt das Periost am Knochen hängen und man dringt zwischen der äussersten Schichte des Fettzellgewebes und der Knochenhaut ein. Ein weiterer einleitender Akt ist die Extraction des ersten Schneidezahns der kranken Seite. Hierauf geht man zur Trennung der Knochenverbindungen über, welche am besten in folgender Reihenfolge geschieht: Trennung der Verbindung mit dem Jochbein, mit dem Stirn- und Nasenbein, mit dem entgegengesetzten Oberkiefer, mit dem Flügelfortsatz des Keilbeins. Die Verbindung beider Oberkiefer darf nicht früher gelöst werden, weil dieser Theil der Operation mit Abtrennung des weichen Gaumens verbunden und die Mundhöhle direkt betheiligt ist. Die Exstirpation des Knochens kann mit verschiedenen Werkzeugen und auf verschiedene Weise ausgeführt werden. Das älteste Verfahren ist

1) die Methode mit Meissel und Hammer, von Gensoul (Lisfranc a. a. O. T. II. S. 470) in Anwendung gebracht. Er setzt einen breiten Meissel auf den zu trennenden Knochentheil und lässt ihn durch leichte Hammerschläge in die Substanz des Knochens eindringen. Zuerst trennt er die Oberkieferjochbein-Verbindung in der Richtung der Fissura orbitalis inferior vom Orbitalrand aus, hierauf den Meissel unter dem inneren Augenwinkel aufsetzend, das Thränenbein, das Siebbein und den Processus frontalis. Je nach Bedürfniss wird der erste Schneidezahn ausgezogen, dann der Meissel zwischen beide Oberkieferbeine in der Richtung von vorn nach hinten eingeführt und durch wiegende Bewegungen die Trennung bewirkt. Dies Auseinanderdrängen beider Oberkiefer in der Mittellinie mittelst des Meissels gelingt leicht, wie ich mich durch Versuche an der Leiche überzeugte, hat aber den Nachtheil, die untere knöcherne Leiste der Nasenscheidewand unregelmässig abzusprengen. Gensoul durchschneidet mit dem Meissel auch noch den Maxillarnerven und indem er von oben nach unten auf den Oberkiefer drückt, bricht er ihn aus seinen hinteren Knochenverbindungen.

Dies Verfahren ist roh und unzweckmässig. Es erschüttert den Kopf des Kranken in bedenklicher und schmerzhafter Weise und setzt bei plötzlichem Durchdringen des Meissels die dahinter liegenden Theile der Gefahr einer Verletzung aus. Wählt man, um den ersteren Nachtheil möglichst zu vermeiden, einen sehr scharfen Meissel, so steigert man die letztere Gefahr; dieselbe wird durch einen stumpfen Meissel gemildert, die Erschütterung aber vermehrt.

Am besten würde sich der blos durch den Druck der Hand regierte Meissel bei erweichtem, mürbem Knochengewebe eignen. Da aber möglichst im Gesunden operirt werden soll, so reducirt sich auch diese Indication für den Meissel auf die wenigen Fälle, wo der Knochen in der Nähe eines Aftergebildes an Osteoporose leidet.

Bessere Operationsmethoden haben dieselbe verdrängt, nur bei einzelnen Knochenverbindungen kommt neben andern Instrumenten der Meissel noch in Anwendung. Micheaux de Louvain (Mémoire sur l'ablation du max. sup., so wie Gaz. d. hôp. 1853. S. 383) hat noch am 1. December 1847 diese verwerfliche Methode zur Exstirpation des Oberkiefers gebraucht, also zu einer Zeit, wo bessere Instrumente und passendere Verfahrungsweisen allgemein gekannt und angewandt wurden.

2. Methode: Trennung des Knochens mit der Knochenscheere. Lisfranc (a. a. O. T. II. S. 471) hat alle drei Hauptverbindungen des Oberkiefers, die mit dem Jochbein, mit dem Stirn- und Nasenbein und dem andern Oberkiefer, mittelst der Knochenscheere von Colombat gemacht und zwar ohne Splitterung und ohne Sprünge zu veranlassen. Unter den vielen schneidenden Knochenzangen und Knochenscheeren eignen sich zur Exstirpation des Oberkiefers besonders die von länglicher Gestalt mit spitz zulaufender Schneide, welche das Eindringen in Höhlen gestatten, wie die von Zeis, Liston etc. Was die zu trennenden Knochentheile betrifft, so passen diejenigen am besten für die Durchschneidung mittelst der Knochenscheere, welche neben grosser Zugänglichkeit von geringer Ausdehnung oder geringer Dicke und Härte sind, also am besten der Jochbogen und der Processus frontalis des Oberkiefers, weniger die andern Verbindungen; am wenigsten die Oberkiefer-Jochbeinverbindung durch Ausdehnung und Stärke zugleich, die hinteren Cohärenzen des Oberkiefers wegen ihre Unzugänglichkeit. Je härter die Consistenz eines Knochens, um so

widerstandsfähiger ist derselbe und um so eher sind Splitterungen und Fissuren zu befürchten. Ein bedeutender Umfang des Knochens aber hindert die energische Einwirkung der Scheere. Es wird daher die gänzliche Ausrottung des Oberkiefers durch eine schneidende Knochenzange nur bei sehr jugendlichen Individuen mit wenig umfangreichen und wenig spröden Knochen, oder bei erweichten, infiltrirten, schon theilweise getrennten Knochen indicirt sein; dagegen kann die Lösung mittelst Knochenscheere in den oben bezeichneten Stellen als Combination mit anderen Methoden auftreten. Ihre in dieser Weise beschränkte Anwendung kann aus den Operationsmethoden bei der Exstirpatio maxillae superioris um so weniger verbannt werden, als sie sich durch ihre Kürze empfiehlt. Die Deutschen und Franzosen beschränken durchweg die Anwendung der Knochenscheere auf die angegebenen Fälle und Knochentheile. Unter den 9 Fällen totaler Resection eines Oberkiefers von J. F. Heyfelder wurde die Liston'sche schneidende Zange mit gutem Erfolg 2 Mal (in Fall 6 und 7), zur Durchschneidung der Verbindung mit Stirn- und Nasenbein, ein Mal (in Fall 1), wo das Jochbein mit exstirpirt ward, zur Abtragung des Jochbogens benutzt. In neuester Zeit hat R. Butscher (The Dublin monthly Journal of med. science 1853. XXXI.) eine Exstirpation des rechten von einem Tumor fibro-vasculosus betroffenen Oberkiefers mit der Knochenscheere gemacht, reine Schnittflächen ohne Splitterung erhalten und schnelle Heilung erzielt. Liston[1]), Fergusson und überhaupt die Engländer machen die Oberkieferresectionen fast ausschliesslich mit Knochenscheeren, was sich vielleicht zum Theil aus der Vortrefflichkeit ihrer Instrumente erklären lässt.

3. Methode: Trennung der Knochenverbindung durch Sägen.

a) Durch gewöhnliche Sägen, nämlich kleine Messer-, Blatt- und Stichsägen. Langenbeck hat die Stichsäge, wie bei den meisten Oberkieferresectionen, so bei totaler Resection eines und partieller des zweiten Oberkiefers (Deutsche Klin. 1853. S. 254), Dr. Lode dieselbe (D. Klin. 1853. S. 556), Michon (G. d. h. 1853. S. 178) die Säge von Martin, Strempel die

[1]) Practical Surgery 3 edit. London 1840. p. 310.

Hey'sche Säge angewandt. Sie eignen sich am besten zur Trennung oberflächlich gelegener Knochenpartien, in deren Nähe keine verletzbaren Weichtheile liegen. Vor allen andern zweckmässig auch zu umfangreichen Resectionen ist die Stichsäge.

Eine Combination dieser mit der vorigen Methode ist die von Liszars (Anl. z. prakt. Chir. n. d. Engl. Leipzig 1840. Abth. II. S. 105), welche beide Instrumente ihrer Eigenthümlichkeit nach anwendet. Er sägt nämlich die 3 Hauptknochenverbindungen in oben angegebener Reihenfolge in ihrer Oberfläche mit der Hey'schen oder einer kleinen Messersäge so weit ein, als dies Instrument es gestattet und trennt dann die noch übrige dünne Knochenpartie durch eine Knochenscheere.

In ähnlicher Weise verbindet Blandin die Säge mit Meissel und Hammer, indem er die bis zu einiger Tiefe eingesägten Knochentheile mit dem Meissel vollends durchschneidet.

b) Durch die Kettensäge. Nur eine bestimmte Art von Application der Kettensäge ist die Resection mit dem Osteotom, welche sich von der gewöhnlichen Kettensäge dadurch unterscheidet, dass es von aussen nach innen wirkt. Als ein schwerfälliges Instrument hat es sich, wie überhaupt, so namentlich für die Resection des Oberkiefers nicht eingebürgert.

Die Jeffray'sche oder Aitken'sche Kettensäge ist dasjenige Instrument, welches mit oder ohne Zuhülfenahme anderer Werkzeuge am allgemeinsten zur Resection des Oberkiefers angewandt wird, und schon der allgemeine Gebrauch dieser Methode spricht für ihre Vortrefflichkeit. Die ihr vorgeworfenen Schwierigkeiten [1]) bei Einführung der Kettensäge schwinden bei dem Verfahren, welches ich mit Bezug auf meine Untersuchungen über die Fissura orbitalis inferior vorgeschlagen habe.

[1]) Ein Theil der der Kettensäge vorgeworfenen Schwierigkeiten beruht nur auf der Ungeschicklichkeit Derer, die sie nicht anzuwenden verstehen. Aber weit entfernt wie ein Lobredner der Stichsäge zu sagen, dass wer das Instrument nicht anzuwenden gelernt habe, die Hände davon lassen möge, ist im Gegentheil zu wünschen, dass der sie gerade recht zur Hand nehme und durch Versuche und Operationen an der Leiche den Gebrauch der Kettensäge einübe, was übrigens gar keine so ausserordentliche Geschicklichkeit erfordert. — Auch das so gefürchtete Abbrechen passirt bei gut gearbeiteten Kettensägen nicht.

Die Oberkieferjochbeinverbindung wird zuerst und zwar in der Art getrennt, dass man die Kettensäge mittelst einer Nadel oder gebogenen silbernen Sonde um den hinteren Theil des Knochens durch die Fissura orbitalis inferior hindurchführt und dann von hinten nach vorne sägt. Nach der übereinstimmenden Aussage der Schriftsteller (Lisfranc a. a. O. T. II. S. 471, Roux (de Brignolet), Revue medico-chir. de Malgaigne. T. 13. S. 289, Ried a. a. O. S. 132, J. F. Heyfelder, R. u. A. S. 69, Chassaignac, Gaz. des hôp. 1849. S. 191 etc.), wie nach meinen Erfahrungen am Lebenden und an der Leiche ist die Führung der Kettensäge durch die untere Augengrubenspalte und um den Knochen herum der schwierigste Theil der ganzen Resection. Irrthümlicher Weise wird aber diese ziemlich constante Schwierigkeit der Enge der Orbitalspalte zugeschrieben. Zugegeben, dass sie zuweilen durch ihre Enge der Durchleitung einer Nadel und Kettensäge Widerstand leistet, was nach unserem gegebenen Nachweis von der Beschaffenheit dieser Spalte nur äusserst selten vorkommt, so haben Chassaignac und Ried, jener ein Perforativtrepan, dieser ein pfriemenartiges Instrument zur künstlichen Erweiterung vorgeschlagen. An der Leiche haben J. F. Heyfelder's Versuche die Zweckmässigkeit der Instrumente nicht bestätigt, von einer Anwendung derselben am Lebenden ist mir kein Fall bekannt geworden.

Nach meinen Beobachtungen am Lebenden und zahlreichen Versuchen an der Leiche beruht die Schwierigkeit in etwas ganz Anderem, nämlich in dem Gebrauch unzweckmässig geformter Nadeln und in der unzureichenden Art sie einzuführen. Man bedient sich gewöhnlich zu schwach gekrümmter Nadeln, oder genauer ausgedrückt, solcher Nadeln, die einen kleinen Bogen eines grossen Kreises darstellen, während sie einen grossen Theil eines kleinen Kreises ausmachen sollten. Die Durchschnittsfläche der Oberkiefer-

selbst wenn die Führung nicht die vollkommenste ist. Wir bedienten uns in Erlangen der Luer'schen Kettensägen, brachten sie am Lebenden sehr häufig in Anwendung und übten den Gebrauch derselben unseren Zuhörern in den Operationskursen ein. Dass sie dabei nicht immer aufs Schonendste behandelt wurde, ist selbstverständlich und doch wurde in einer Zeit von 12 Jahren nie eine Kettensäge zerbrochen.

jochbeinverbindung in der Richtung der Orbitalspalte oder von deren vorderem Ende gerade nach vorn durch den Knochen gelegt, stellt ein Dreieck dar, dessen 3 Ecken annähernd gleich weit von einander entfernt sind [1]).

Es gilt nun, eine Nadel vom Orbitalrand aus so durch die Fissur und um den Knochen herum zu führen, dass sie unter dem Jochbein mit ihrer Spitze nach vorn tritt, oder, wie in Fig. 5., sie so von a aus um c herum zu führen, dass sie bei b wieder nach vorn tritt. Dabei muss die Nadel sich so nah als möglich an die Knochen und die Punkte a, b, c halten, damit weder das in o sich befindende Auge comprimirt oder gar verletzt werde, noch auch die Nadel in die hinter dem Knochen liegenden Weichtheile gerathe. Daher muss die Nadel annähernd $\frac{2}{3}$ eines um die drei Punkte a b c gelegten Kreises von 7—8 Linien Halbmesser betragen. Die gewöhnlichen Nadeln aber pflegen etwa $\frac{2}{5}$ eines Kreises von 15—16 Linien Halbmesser, oder selbst $\frac{1}{3}$ eines Kreises von 18—20 Linien Halbmesser auszumachen. Führt man eine solche Nadel nahe dem Orbitalrand in die Orbitalspalte ein, so dass also ihr oberer Theil a und c genähert ist, so steht ihre Spitze weit von b ab; und statt unterhalb des Jochbeins bei b nach vorn zu treten, ist sie nach hinten und unten gerichtet und steckt in der Mehrzahl der Fälle, wie ich am Lebenden und der Leiche zu beobachten und zu untersuchen Gelegenheit hatte, in der vom Oberkiefer und Schädel zum Unterkiefer gehenden Muskulatur: M. masseter, temporalis, pterygoideus externus und internus. Um die Spitze der Nadel frei zu machen, muss sie wieder zurückgezogen und auf dem von der Mundhöhle aus entgegengestreckten Finger herausgeleitet oder mit einer Pincette gefasst und hervorgezogen

[1]) Unter 20 Fällen, die ich gemessen, war die obere Seite dieses Dreiecks 17mal die kürzeste, 1mal die mittlere, 2mal = der vorderen, 1mal = der hinteren; die vordere Seite war 10mal die mittlere an Länge, 2mal die längste, 1mal die kürzeste, 5mal = der hinteren, 2mal = der oberen; die hintere war 11mal die längste, 2mal die mittlere, 1mal die kürzeste; 5mal = der vorderen, 1mal = der oberen. Die Differenz zwischen der längsten und kürzesten betrug durchschnittlich $2\frac{1}{20}$ Linien, ist demnach so gering, dass wir der Kürze wegen die Durchsägungsfläche als ein gleichseitiges Dreieck annehmen können, für dessen Seite sich durchschnittlich die Länge von 9 Linien ergibt.

werden. Je mehr man die Spitze der Nadel nach vorn leitet, um so mehr weicht ihr Kopf von a weg und nach oben, indem der Punkt c eigentlich ein fixirter ist, wenn endlich die Spitze sich b nähert, so kommt der Kopf nach x zu stehen, wodurch eine gefährliche Compression des Bulbus und möglicher Weise eine Zerreissung von Gewebstheilen gesetzt wird.

Ein anderer Uebelstand ist der, dass eine Nadel mit scharfer Spitze in die Gewebe, denen sie auf ihrem Weg begegnet, eindringt. Am übelsten ist es, wenn sie dabei einen Nerven oder ein Gefäss verletzt, oder im Periost oder in der Knochensubstanz selbst hängen bleibt. Versuche, sie vorwärts zu drängen, würden in letztem Falle nur dazu dienen, sie noch mehr festzurennen und ein Zurückziehen zu erschweren. In der Krankengeschichte No. 4. ist ausdrücklich erwähnt, dass die Nadel bei diesem Theil der Operation in dem Aftergebilde stecken blieb und ihn dadurch erschwerte.

Eine weitere Schwierigkeit, die Jeder, der am Lebenden operirte, erfahren hat und von welcher man sich an der Leiche täglich überzeugen kann, besteht darin, dass die Nadel, wenn sie mit ihrer Spitze durch die Orbitalspalte eingedrungen ist, sich zwischen den nur ihren Kopf fassenden Fingern wirft und statt gerade nach vorn unter dem kleinen vom Processus zygomaticus max. sup. gebildeten Bogen, als an der schmalsten Stelle, herauszutreten, weiter nach aussen unter das Jochbein und in die Wangenweichtheile geräth, oder gar in die Schläfenfläche und die dort befindlichen Theile eindringt.

Diesen Uebelständen zu begegnen, habe ich folgendes Verfahren durch zahlreiche von mir und von Anderen angestellte Versuche bewährt gefunden.

Man bedient sich einer Nadel, welche einen grossen Kreisbogen eines Kreises von kleinem Durchmesser, etwa $\frac{3}{4}$ eines Kreises von 7—8 Linien Halbmesser, darstellt, lässt jedoch die Spitze in einer Länge von 2 Linien, den Kopf in einer Länge von wenigstens 4 Linien gerade gerichtet und nicht gebogen sein, cf. Fig. 5.; die Spitze, damit sie bei der Ein- und Durchführung der Nadel nicht gerade gegen den Knochen gerichtet in diesem oder der Beinhaut hängen bleibt, den Kopf, damit er mit einem näher zu beschreibenden Nadelhalter gefasst werden kann. Die Nadel soll 1 Linie, höchstens $1\frac{1}{2}$ Linien breit sein, wodurch sie der mittleren und selbst der geringeren Breite des vorderen Endes der Orbitalspalte entspricht. Gibt man ihr gleichzeitig eine Dicke von $\frac{3}{4}$—1 Linie und selbst etwas darüber, so ist sie kräftig genug für den geforderten Zweck.

Die Spitze ist nicht scharf, so dass sie weniger geeignet wird Beinhaut, spongiöses Knochengewebe, Gefässe, von Fascien umgeben, anzustechen, wohl aber im Stande ist, sich durch fettreiches Bindegewebe, wie es unter dem Jochbein angehäuft ist, selbst durch weiche Aftermassen oder verdünnte Knochenplatten einen Weg zu bahnen. Der gerade gestreckte Kopf der Nadel ist vierkantig, so dass er gerade in einen entsprechenden Ausschnitt einer Pincette passt. Eine kräftige Schieberpincette, welche auch zum Fixiren von Weichtheilen gebraucht werden kann, wird ähnlich, wie man schon lange dieselbe mit rundlichen Ausschnitten für den Kopf einer Insektennadel gebrauchte, mit einem vierkantigen Ausschnitt versehen, cf. Fig. 6. A, B, C. Geöffnet zeigt jede Branche einen 4 Linien langen zweikantigen Halbkanal von $\frac{1}{2}$ Linie oder etwas mehr Tiefe, entsprechend der halben Breite der Nadel, und von $\frac{3}{8}$ bis $\frac{1}{2}$ Linie Breite je nach der Dicke der Nadel, cf. Fig. 6. x. Schliesst man die beiden Branchen durch den Schieber, so bilden sie an ihrem unteren Ende einen 4 Linien langen, wenigstens 1 Linie breiten, $\frac{3}{4}$—1 Linie tiefen vierkantigen Kanal, in welchen der Kopf der Nadel fest hineinpasst, cf. Fig. 6. C. Sie wird so zwischen den Pincettenbranchen fixirt, dass ihre Breite senkrecht auf dem Spalt der Branchen steht und also ein Ausweichen erschwert wird. Ist die Kettensäge von feinem Kaliber, so liegt sie unbeschadet des festen Schlusses der Pincette flach zwischen deren Branchen, die Zähne derselben Seite wie die Convexität der Nadel zugekehrt, so dass sie gleich in der Lage eingeführt wird, so wie sie nachher wirken soll. Ist die Kettensäge von gröberem Kaliber, so macht man die Verbindung zwischen ihr und der Nadel lang genug, dass die Kettensäge gerade nach aussen von den geschlossenen Branchen zu stehen kommt.

Durch diesen Nadelhalter, welcher also das Instrumentarium

um kein neues Instrument bereichert, fixirt, gelingt es leicht, die Nadel in einer voraus bestimmten Richtung hinter der Oberkiefer-Jochbeinverbindung herum zu führen.

Indem man die durchschnittliche Entfernung des vorderen Endes der Orbitalspalte vom unteren lateralen Winkel des Orbitalrandes im Betrag von 7 Linien vor Augen hat, lässt man von der genannten Stelle des Orbitalrandes aus die Spitze der Nadel unter der Beinhaut dicht an der Basis der Orbita nach der Orbitalspalte gleiten. Dabei steht die haltende Pincette nach aussen und abwärts von der Wangengegend, nur ist die Convexität der Nadel nach oben und medianwärts gerichtet, so dass der Bulbus nicht comprimirt wird. Sobald die Nadelspitze in die Orbitalspalte eingedrungen ist, was man an dem aufgehobenen Widerstand fühlt, erhebt man den Nadelhalter, stellt ihn zugleich senkrecht auf die vordere Gesichtsfläche und nähert seine Branchenenden dem Orbitalrand, über welchen hinaus man sogar die Pincette noch bis in die Augenhöhle eindringen lassen kann, ohne den Bulbus zu drücken. Bei diesem Verfahren gleitet die Nadel um die schmalste Stelle der Oberkieferjochbeinverbindung und tritt ihre Spitze unter derselben in der Richtung nach vorn heraus, wo sie mit den Fingern oder der jetzt eben losgemachten Pincette gefasst und vollends durchgezogen wird. Bei dem ganzen Verfahren hat man nur darauf zu achten, dass die gezahnte Seite der Kettensäge von vorn herein dem zu entfernenden Knochen zugewandt sei. Wäre sie das nicht, so ist es stets mit grosser Mühe verbunden, häufig sogar unmöglich, sie in der Fissur noch umzudrehen. Bei Tumoren, welche sich von der vorderen Wangengegend auch auf die Jochbein- und Unterkiefergegend ausdehnen, stellt man die als Nadelführer dienende Pincette im Anfang nicht nach aussen und unten, sondern nach aussen und oben, z. B. parallel dem Jochbogen über dessen oberen Rand, wie ich das bei mehreren derartigen Tumoren mit Erfolg gethan habe.

Man erreicht nicht nur bei einiger Uebung dieses Verfahrens eine grosse Sicherheit, dies vordere Ende der Fissur zu treffen und unter dem kleinen Bogen des Proc. zyg. maxillae sup. die Nadelspitze gerade nach vorn treten zu lassen, sondern auch Ungeübten gelang nach diesen Angaben die Herumführung der Kettensäge vollkommen leicht. Man durchsägt nun die Knochenverbindung in der Richtung von hinten nach vorn und etwas nach aussen, wobei man den unteren Theil der Kettensäge möglichst senkrecht nach unten, den oberen annähernd horizontal führt, um den Bulbus zu schonen. Dabei ist es gut, die losgetrennte Periorbita mittelst einer Pincette nach oben zu halten, wodurch sie vor Verletzung bewahrt und die Handhabung der Kettensäge erleichtert wird.

Um die Verbindung mit Stirn- und Nasenbein zu trennen, führt man dieselbe stark gekrümmte Nadel von oben und ein wenig lateralwärts nach unten und ein wenig medianwärts durch den Thränennasenkanal, dessen mediane dünne Knochenwand durchbohrt wird, so dass die Nadel über der unteren Muschel in den mittleren Nasengang und von da vor der Incisura pyriformis gerade an der Grenze zwischen Oberkiefer und Nasenbein hervortritt. In der Richtung von dieser Stelle nach dem inneren Augenwinkel wird der Processus ascendens max. sup. durchsägt. Auch an dieser Stelle wird die Nadel leichter mit Hülfe der angegebenen Pincette gehandhabt, weil es sich darum handelt, dieselbe genau in einer gegebenen Richtung zu führen.

Ehe die Verbindung mit dem Oberkiefer der anderen Seite getrennt wird, muss die Gaumenhaut neben oder in der Mittellinie bis auf den Knochen durchschnitten und der weiche Gaumen auf der kranken Seite vom harten durch ein flachgeführtes Messer abgelöst werden.

Um die Kettensäge hinter dieser Knochenverbindung herum zu führen, bedient man sich der Belloq'schen Röhre. Dieselbe wird geschlossen durch den unteren Nasengang eingeführt, bis ihr vorderes Ende an der Durchschnittsstelle im weichen Gaumen angelangt ist. Alsdann lässt man durch diese Oeffnung hindurch die Feder in die Mundhöhle treten; nachdem in ihrem Oehr die Kettensäge befestigt ist, schliesst man die Röhre und entfernt sie sammt dem einen Ende der Kettensäge durch den unteren Nasengang. Bei Verengung des unteren Nasenganges durch Geschwülste kann dieser Akt bedeutend erschwert werden (siehe die 8te Krankengeschichte).

Eine von J. F. Heyfelder mit Nutzen öfter befolgte Modification besteht darin, die Belloq'sche Röhre vom Munde aus in den unteren Nasengang einzuführen (siehe Krankengeschichte No. 5, 6, 7).

In Ermangelung einer Belloq'schen Röhre kann nach meiner Erfahrung eine wenig gebogene Nadel ($\frac{3}{8}$ eines Kreises von 15 bis 16 Linien oder $\frac{1}{3}$ eines Kreises von 18—20 Linien Halbmesser) mit Hülfe der nadelhaltenden Pincette von der Nasen- und noch besser von der Mundhöhle aus mit Leichtigkeit eingeführt werden. Man führt die Kettensäge so, dass die Sägefläche mit Erhaltung der knöchernen Nasenscheidewand schräg oder bogenförmig nach unten und medianwärts in die Mittellinie fällt, in welcher sie dann vollends abwärts geführt wird (cf. Fig. 1.). Bei diesem Akt wird nicht nur der Gaumenfortsatz des Oberkiefers, sondern auch der horizontale Theil des Gaumenbeins durchsägt.

„Die hintere Verbindung des Oberkiefers mit dem Keilbein weicht gewöhnlich schon einem von oben auf den Knochen angewandten Druck" sagt Ried (a. a. O. 133.) und ähnlich sprechen sich alle Autoren über die Trennung der hinteren Adhärenzen des Oberkiefers aus.

Die Verbindung des Oberkiefers mit dem Keilbein ist jedoch keine directe, unmittelbare; vielmehr schiebt sich das Gaumenbein zwischen Processus pterygoideus des Keilbeins und Oberkiefers so hinein, dass diese Knochen selbst da, wo sie sich am nächsten treten, im Canalis pterygopalatinus, stets noch durch eine feine Leiste des Proc. pyramidalis vom Gaumenbein getrennt werden. Demnach handelt es sich an dieser Stelle um eine Trennung des Oberkiefers vom Gaumenbein oder des Gaumenbeins vom Flügelfortsatz des Keilbeins.

Nach vollzogener Trennung der drei Hauptverbindungen weichen diese hinteren Adhärenzen des Oberkiefers durch einen leichten Druck oder Zug von oben nur dann, wenn das Leiden sich bis hierher erstreckend, schon Zusammenhangstrennungen hervorgerufen hat. Ausserdem muss schon eine bedeutende Kraft, müssen ergiebige Hammerschläge auf den Oberkiefer einwirken, um auch diese Befestigung zu trennen; aber auch dann weicht sie nicht, sondern sie bricht.

Da der Processus pyramidalis sowohl mit dem Oberkiefer, als dem Flügelfortsatz sehr fest verbunden ist, so weichen nicht diese Suturen auseinander, sondern der Flügelfortsatz bricht an seiner dünnsten und freiesten Stelle gerade vor dem Uebergang in seine Basis mehr oder weniger unregelmässig, gewöhnlich sogar mit Splitterung. Auf diese Weise verlieren beide M. pterygoidei ihre Insertionspunkte, werden Knochentheile, die nicht zum Oberkiefer gehören, unnöthiger Weise mit entfernt, behält man gewöhnlich einen Splitterbruch, dessen losgelöste Knochentheilchen die Eiterung unterhalten und überdies setzt ein solches Verfahren eine bedeutende und durchaus nicht unschmerzhafte Erschütterung des Kranken.

Diesen Nachtheilen zu entgehen, muss ein scharfer Meissel von der Seite und etwas von unten zwischen die hintere Fläche des Oberkiefers und den Proc. pyramidalis des Gaumenbeins geschoben werden. Beide Knochentheile lassen an der untersten Stelle eine Spalte zwischen sich, die mit dem Nagel zu fühlen ist und von welcher aus der Meissel wirken kann.

So ist es mir gelungen, die Lamina externa sammt dem ihr ansitzenden Theil des Proc. pyramidalis, so wie auch den grösseren Theil der Lamina interna des Flügelfortsatzes und somit den grössten Theil der Ursprungsstellen beider M. pterygoidei zu erhalten und eine scharfe Knochenschnittfläche statt eines Splitterbruchs zu gewinnen.

Zu gleichem Behufe schlägt Ried auch die Knochenscheere vor; eine feine Stich- oder Messersäge von unten nach oben wirkend, möchte sich noch besser eignen.

Die Resection des Oberkiefers durch die Kettensäge ist die schnellste, sicherste Methode und hat den Vortheil glatter Sägeflächen. Den Nachtheil, dass ihre Einführung zuweilen mit Schwierigkeit verbunden ist, habe ich durch Angabe meines Verfahrens möglichst zu mindern gesucht. Auf die hintere Verbindung des Oberkiefers hat sie keine Anwendung und kann an dieser Stelle durch verschiedene andere Instrumente ersetzt werden.

Entweder schon vor dieser oder jedenfalls nach dieser Trennung ist der Oberkiefer beweglich. Man durchschneidet jetzt den Maxillarnerven vor seinem Eintritt in den Canalis infraorbitalis durch ein flach eingeführtes geknöpftes Messer und schreitet dann zur gänzlichen Lösung des Knochens. Indem man durch Druck oder Zug ihn von oben nach unten und vorn drängt, schneidet man die zu seiner Rückseite gehenden Theile mit einer starken Cooper'schen Scheere oder dem geknöpften Bistouri ab. Die von Billroth so sehr angepriesene Encheirese, die Verbindungen des Oberkiefers nach hinten durch Torsion und Abreissen zu lösen, um eine Blutung möglichst zu vermeiden, hat das gegen sich, dass sie nicht immer anwendbar und dass, wo sie anwendbar, das Zerreissen der Nerven in gleichem Grade unerwünscht ist, als das Abreissen der Gefässe in seinen Folgen wünschenswerth erscheint. Die gleichzeitige Resection benachbarter Knochen muss wo möglich von Anfang an in das operative Verfahren mit eingeschlossen sein; nachträglich als krank erkannte Knochentheile trägt man nach Auslösung des Oberkiefers mittelst Scheeren ab, soweit es ohne Gefährdung anderer Organe: des Gehirns, wichtiger Nerven und Gefässe geschehen kann.

Der resecirte Knochen ist nun niemals der ganze Oberkiefer, noch auch der Oberkiefer allein; an demselben haften einzelne Theile anderer Knochen, während dagegen einzelne Theile des Oberkiefers in Verbindung mit dem übrigen Skelett des Schädels zurückbleiben.

Die Oberkieferjochbeinverbindung ist beim regelmässigen Verfahren so durchsägt, dass mit dem Oberkiefer der Orbitalfortsatz sammt dem unteren Theil der Orbitalfläche des Jochbeins fortgenommen wird, wogegen der unterste und hintere Theil des Proc. zygom., so wie der vorderste lateralste, die Orbitalspalte nach vorn umgreifende Theil der Augenfläche des Oberkiefers am Jochbein zurückbleibt. Die Resection fast des halben Jochbeins wäre erforderlich, wollte man alle Knochenausläufer des Oberkiefers gegen dasselbe hin mit entfernen. Ebenso wird der oberste Theil des Proc. ascendens, so wie der mediane aufgebogene Rand des Proc. palatinus ossis max. sup. in Verbindung mit den übrigen Kopfknochen gelassen.

Dagegen wird die untere Muschel und ein grosser Theil des Gaumenbeins constant mitexstirpirt. Von letzterem nimmt man bei allen Totalresectionen die Pars horizontalis und einen Theil der Pars perpendicularis fort; bei einem rohen Verfahren entfernt man sogar mit dem Oberkiefer das ganze Gaumenbein und einen mehr oder weniger grossen Theil des Flügelfortsatzes. Bei der oben angegebenen Trennung mit Meissel oder Säge bleibt der Proc. pyramidalis in Verbindung mit dem Flügelfortsatz des Keilbeins, so dass also die Trennung hier mitten durch das Gaumenbein hindurch geht, welches die Verbindung des Oberkiefers mit dem Keilbein vermittelt.

Nachdem der Knochen entfernt ist, hat man eine grosse, annähernd viereckige Höhle vor sich, welche hinten enger als vorn und nach vorn zu offen ist. Medianwärts wird sie in der Reihenfolge von unten nach oben von folgenden Gebilden begrenzt: zu unterst von der Durchsägungsfläche des Proc. palatinus ossis max. und der Pars horizontalis ossis palat.; zunächst darüber von der unverletzten, mit ihrer Schleimhaut überkleideten knorpligen und knöchernen Nasenscheidewand; nach oben und vorn von der Sägefläche des Proc. nasalis ossis max.

Nach hinten grenzt die Höhle unten an den weichen Gaumen und dessen Durchschnitt, an welchem man unten und oben die Schleimhaut, in der Mitte die mehrere Linien dicke Muskelfasern- und Drüsenschicht wahrnimmt. Ueber dem weichen Gaumen steht die Höhle mit der Choane der entsprechenden Seite in Verbindung, so dass man bis auf die Schleimhaut der hinteren Wand des Schlundes sehen kann. Lateralwärts von der Choanenöffnung wird die hintere Grenze der Operationshöhle gebildet durch einen senkrechten Durchschnitt durch das Gaumenbein oder durch die beiden Platten des Flügelfortsatzes vom Keilbein, von den theils abgeschnittenen, theils erhaltenen Bündeln des M. pterygoideus internus und externus; weiter nach oben von dem oberen Theil der Pars perpendicularis und dem Proc. orbitalis ossis palatini. Lateralwärts von demselben befindet sich das durchschnittene Lumen der A. infraorbitalis; weiter unten medianwärts von dem erhaltenen Theil der Pars perpendicularis ossis palat. das durchschnittene Lumen der A. spheno-palatina, nachdem sie aus dem Foramen gleichen Namens herausgetreten ist und eben in die Nasenhöhle sich begeben will und lateralwärts davon, dicht über der Wurzel der

Lamina externa proc. pterygoidei das der A. pterygo-palatina, bevor sie in den durch die Operation entfernten Canalis pterygopalatinus eintritt.

Die laterale Wand der Operationshöhle wird gebildet nach vorn und oben von dem dreieckigen Durchschnitt der Oberkieferjochbeinverbindung und von den Weichtheilen der Wange. Dieselben sind nach unten von der Mundschleimhaut, nach oben von den die Muskeln nach innen bekleidenden Scheiden bedeckt, welche mit dem Bindegewebe der Fissura orbitalis inf. und dem Periost der benachbarten Knochen zusammenhängen, wodurch eine fascienähnliche Abgrenzung der Weichtheile zu Stande kommt. War es möglich, das Periost des Oberkiefers an dieser Stelle zu erhalten, so stellen diese Bedeckungen eine mehr oder weniger glatte Oberfläche dar, hinter welcher in der Reihenfolge von vorn nach hinten zunächst der M. masseter, der M. temporalis und zum Theil der M. pterygoideus liegen.

Die obere Wand wird von der das Fettpolster des Bulbus umgebenden Periorbita gebildet und grenzt medianwärts an die meist unversehrt erhaltene untere Siebbeinmuschel und den oberen Nasengang, beide von ihrer Schleimhaut überzogen.

Den Boden der Operationshöhle stellt der Boden der Mundhöhle dar [1]).

Verband und Nachbehandlung.

Die Gefahr einer Nachblutung empfiehlt, die Vereinigung der Wundränder erst nach einigen Stunden vorzunehmen, was wir in der Erlanger chirurgischen Klinik nie früher als 4—5 Stunden nach der Operation und zwar mit gutem Erfolg thaten. Nach meiner Erfahrung ist dagegen die spätere Vereinigung schmerz-

[1]) Zur Untersuchung und namentlich auch zur Darstellung von Operationsgebieten an der Leiche empfehle ich die von mir angewandte Methode sich injicirter Leichen zu bedienen, wodurch den Weichtheilen eine dem Leben nahe kommende Dicke und Consistenz verliehen wird und die durchschnittenen Lumina grösserer Arterien, wie auch starke Vaskulosität gewisser Theile augenfällig hervortreten.

hafter als die unmittelbar auf die Operation folgende. Man bedient sich dazu der umschlungenen und der Knopfnaht, so wie der Serres fines.

An Stellen mit harter Unterlage, z. B. am Nasenrücken eignet sich nur die Kopfnaht, wie sie auch da ausschliesslich angewandt wird, wo die Schnittwunde an freien Rändern mündet, an der Lippe, am Augenlid. Um eine genaue Vereinigung der Lippenwundränder zu erzielen, genügt es nicht blos, nach unten oder vorn eine Kopfnaht anzulegen, sondern es muss auch an der Innenseite dieser Lippe eine solche angebracht werden.

Die Serres fines haben den Vortheil, bei eintretender Nachblutung leicht und schnell entfernt werden zu können, eignen sich jedoch nur für die Vereinigung von Wunden, die durchaus keiner Spannung unterliegen. Nach 8—12 Stunden werden sie entfernt und durch Pflasterstreifen oder selbst theilweise durch neue Serres fines ersetzt, die aber nicht genau an dieselbe Stelle gesetzt werden dürfen, wie die vorigen.

Substanzverlust in der Haut wird durch mehr oder weniger umfangreiche Lostrennung der benachbarten Weichtheile von der harten Unterlage und Verschiebung oder durch plastische Operationen ersetzt. Dabei muss jede Spannung vermieden werden, welche die Vereinigung der Wunde hindern und Perforation des Lappens durch die darunter liegenden abgesägten Knochen zur Folge haben kann.

Die Ausfüllung der Operationshöhle mit Charpie oder Feuerschwamm, die Dieffenbach (Operative Chirurgie Bd. II. S. 39) empfiehlt, Velpeau (a. a. O. S. 330), Langenbeck (Deutsche Klinik 1853. S. 204), Lode (ebend. S. 556) und Andere anwenden, ist zu verwerfen. Sie beugt einer Blutung nicht vor, indem sie von dem Blute wieder gelöst wird. Schädlich aber wirkt sie, weil sie die Entzündung vermehrt, den freien Abfluss des Eiters und die Bespülung der Höhle mit Wasser verhindert, und endlich nach eingetretener Vereinigung der Wunden schwer zu entfernen ist, wie es Gurlt bei Beschreibung des Langenbeck'schen Falles ausdrücklich ausspricht.

Die Anwendung des Glüheisens auf die Wundflächen,

welche Michaux (a. a. O. S. 386 und 445) so sehr empfiehlt und welche Dieffenbach, Lisfranc, J. F. Heyfelder, Maisonneuve, Langenbeck, Soulé u. A. ebenfalls gebraucht haben, ist nur gerechtfertigt in dem Falle, dass man kranke oder wenigstens verdächtige Partien zurücklassen musste, oder dass eine lebhafte parenchymatöse Blutung der Anwendung der Kälte nicht weichen will.

Die Blutung ist in vielen Fällen so gering, dass sie ohne Unterbindung steht, wie in Langenbeck's Fall (Deutsche Klin. 1853. S. 204) und in J. F. Heyfelder's 1., 4., 7. Fall. Spritzende Arterien, welche die Unterbindung erfordern können, sind die A. maxillaris interna mit ihren Aesten, namentlich die A. infraorbitalis, die A. spheno-palatina, die A. pterygo-palatina und die A. alveolaris superior und ihre Verzweigungen. Zuweilen sind auch unbedeutende Gefässchen erweitert, namentlich bei Afterbildungen, so dass die Blutung stärker ist.

Als blutstillende Mittel haben wir die Kälte, die am besten in Form kalter Einspritzungen angewandt wird, Styptica, namentlich den Liquor haemostaticus Pagliari, Liquor ferri chloratus, und Massalieni's Pulver, die Cauterisation, die Unterbindung und die Anlegung von Serres fines mit platten Branchen, die sich besonders für solche Stellen eignen, welche der Unterbindung weniger zugänglich sind. Sollte trotz der gebrauchten Vorsichtsmassregeln eine Nachblutung entstehen und man derselben durch Kälte und Styptica nicht Herr werden, so müsste bei schon geschlossener Wunde diese geöffnet und zur Unterbindung und Cauterisation geschritten werden.

Unter den 9 Fällen totaler Resection eines Oberkiefers von J. F. Heyfelder wurden im Fall No. 6 als Maximum vier Arterien unterbunden, im Fall No. 9 deren drei; im Fall No. 8 stand auf die Cauterisation die ziemlich bedeutende Blutung, eine einzige Arterie ausgenommen, die mittelst einer Serre fine geschlossen ward, in 3 Fällen, nämlich No. 1, 4 und 7, stand die Blutung durch kalte Einspritzungen; in den drei übrigen Fällen wurden 1.—2 Gefässe unterbunden. Eine Nachblutung haben wir weder in diesen 9 Fällen noch in den 3 Fällen von Exstirpation beider Oberkiefer beobachtet. In den 7 Fällen von Langenbeck (wovon einer beide Oberkiefer betraf) trat 2 Mal Nachblutung ein, 1 Mal so bedeutend, dass die Nähte der äusseren Wunde wieder gelöst werden mussten.

Eine eingreifende Nachbehandlung ist in den seltensten Fällen nöthig, indem die allgemeine, wie auch die örtliche Reaction unbedeutend zu sein, die Heilung auffallend rasch einzutreten pflegt. Die Entzündung der Gesichtsweichtheile ist gewöhnlich so unbedeutend, dass eine eigentliche Antiphlogose entbehrt werden kann. Kälte, während der ersten 48 Stunden applicirt, thut den Operirten sehr wohl. Ein sowohl die Reinlichkeit, das Wohlbehagen und Wohlbefinden des Kranken, als auch die Heilung beförderndes Mittel sind die lauwarmen Ausspritzungen der Operationshöhle vom Munde aus, wobei man den Operirten seinen Kopf über ein Waschbecken beugen lässt und sich nur zu hüten hat, dass man keinen zu starken Strahl auf die Wundflächen richtet. Diese Injectionen können, so lange noch eine Nachblutung zu befürchten ist, mehr kühl gebraucht, bei starker Eiterung alle 1 oder ½ Stunde wiederholt werden.

Bei Gefahr der Gangränescenz des Lappens sind lauwarme Aufträufelungen (Irrigations perpétuels) angezeigt.

Die Ernährung geschieht anfangs durch Flüssigkeiten. Den ersten oder die ersten Tage werden sie mittelst einer Spritze beigebracht. Unsere Kranken pflegten schon am 2. und 3. Tag mit dem Löffel Wasser, Fleischbrühe u. dgl. zu sich zu nehmen, die Sophie Schmidt (Fall No. 4) trank schon am ersten Abend nach der Operation Fleischbrühe aus einer Tasse.

Die Vereinigung der Hautwunde pflegt, wo nicht ein unersetzbarer Substanzverlust die Annäherung der Wundränder unmöglich macht oder die Weichtheile entartet sind, primär zu erfolgen. Die Operirten können am 4.—7. Tage gewöhnlich schon aufstehen und am 14.—21. Tage als geheilt entlassen werden.

Von übeln Zufällen während der Heilung geschah der Nachblutung schon Erwähnung. Wird sie nicht zeitig entdeckt und durch die oben angegebenen Verfahren gestillt, so kann sie besonders bei anämischen Individuen rasch zum Tode führen durch

Verblutung. Das Blut wird verschluckt und entgeht oft der Beobachtung selbst des Operirten, da er von der Wunde aus ohnehin einen blutigen Geschmack im Munde hat. Die Verblutung wird dann erst beobachtet, wenn wachsbleiche Gesichtsfarbe, allgemeiner Collapsus, Convulsionen als gefährliche Symptome einen bedeutenden Blutverlust bezeichnen. In solchen Fällen findet man bei der Section ausser der Anämie aller Gewebe den Magen mit Massen schwarzen, geronnenen Blutes angefüllt, wie es in dem Fall No. 2 von Langenbeck statthatte.

Die Erfahrung lehrt ferner, dass Blut, während der Operation in die Bronchien gelangt, diese verstopfen und Anlass zu Pneumonie oder Lungenödem geben kann, welche namentlich bei Alten oft rasch ein lethales Ende herbeiführen. Vergl. den 5. Fall von Langenbeck.

Die Entzündung der verwundeten Gesichtsweichtheile pflegt unbedeutend zu sein.

Erysipel des Gesichts ist selten; unter den 47 Fällen von partiellen und totalen Resectionen eines oder beider Oberkiefer, welche Heyfelder, Langenbeck und Wilms gemacht haben, trat nur 4 Mal Erysipelas auf; 1 Mal führte es zum Tode. Bei bedeutender Geschwulst löst man die Nähte alsbald; im übrigen behandelt man es nach allgemeinen Grundsätzen.

Die mehr unbequeme als gefährliche Entzündung des weichen Gaumens erreicht auffallender Weise nur selten einen hohen Grad.

Von sehr übeln Folgen ist die jauchige Verschlechterung der Eitersecretion auf der Operationsfläche. Sie kann auf zweierlei Art den Tod herbeiführen; einmal indem jauchiges Secret in die Bronchien gelangt und Bronchitis oder Pneumonie hervorruft (vergl. den Fall No. 6 von Langenbeck) und dann, indem dasselbe verschluckt wird und vom Magen aus die ganze Säftemasse inficirt.

Von den 9 Fällen totaler Resection eines und den 3 Exstirpationen beider Oberkiefer, also von 12 Operirten starb 1, ehe eine Vereinigung eintreten konnte. Von den 11 Uebrigen waren bei 8 die Operationswunden vollständig per primam intentionem geheilt. Dass bei zweien davon eine Stelle von 2—3''' nicht primär vereinigt war, kommt dabei nicht in Betracht. Von den 3 übrigen waren bei einem (Martin Lochner) die zur Resection beider Oberkiefer beiderseits durchschnittenen Wangen ebenfalls primär verwachsen, ein bedeutender in der Mitte des Gesichts befindlicher Substanzverlust kam dagegen erst per secundam intentionem zur Heilung. Im Fall No. 7 war der ganze Medianschnitt mit Ausnahme einzelner Stellen am Nasenrücken am 4. Tage primär vereinigt, im Fall No. 9 trat zwar anfangs auch primäre Verklebung ein, die sich aber unter hinzukommender Meningitis und Gangränescenz des Lappens wieder löste.

Somit stellt sich die Heilung per primam intentionem als Norm heraus.

Erysipel des Gesichts beobachteten wir 1 Mal im Fall No. 7, Meningitis 1 Mal im Fall No. 9, niemals aber eine entzündliche Erweichung der Hornhaut, wie sie Blandin sah und welche der bei Thieren nach Durchschneidung des Trigeminus analog ist (Ried a. a. O. S. 136, J. F. Heyfelder, Resect. u. Amp. S. 56).

Der Erfolg, was das Leben und die radicale Heilung des Patienten betrifft, ist nicht so günstig als der örtliche Erfolg.

Unter 112 aufgezählten Fällen von totaler Resection eines Oberkiefers war 26 Mal Tod oder Recidive eingetreten; von 40 Operirten ist der Erfolg gar nicht oder aus zu früher Zeit bekannt, um mit Gewissheit als günstig gezählt werden zu können. In 46 Fällen war das Resultat ein bleibend günstiges. Micheaux und Heyfelder haben ihre Erfolge nach mehreren, selbst nach mehr als 12 Jahren constatirt.

Das Verhältniss der guten zu den übeln Erfolgen ergibt sich demnach wie 46 : 26, oder wenn man die 3 Fälle, in welchen gleichzeitig die Carotis unterbunden wurde, nicht mitrechnet, wie 46 : 23 oder wie 2 : 1, eine Proportion, die weit günstiger ist als für die partielle Resection desselben Knochens.

Von den wegen Nekrose oder einer gutartigen Geschwulst unternommenen Exstirpationen sind zwei unglücklich ausgegangen. Die übrigen übeln Erfolge kommen auf die wegen Carcinom gemachten Operationen. Gleichwohl würde man Unrecht thun, die

Exstirpation des Oberkiefers bei Krebs gar nicht mehr vorzunehmen, indem bei bedeutender Ausdehnung der Geschwulst Vitalindication zu ihrer Entfernung vorhanden sein kann und in vielen Fällen eine Monate und selbst Jahre lang währende Fristung des Lebens erzielt wird. Unter unsern 9 Fällen von Exstirpation eines Oberkiefers war die Operation 7 Mal durch Krebs veranlasst. Von diesen 7 erlagen 3 einer Krebsrecidive, welche im einen Fall (No. 5) nach 6 Wochen auftrat, nach 4 Monaten zum Tode führte, im andern Fall (No. 3) nach 2 Monaten entstand, nach 4½ Monaten den Tod zur Folge hatte, im letzten Falle nach 15 Monaten beobachtet wurde, nach 16 Monaten den lethalen Ausgang herbeiführte.

Recidive sind nach Exstirpation des Oberkiefers seltener als nach partiellen Resectionen, daher erstere der letzteren bei allen zur Recidive neigenden Uebeln vorzuziehen ist.

Deformität und Funktionsstörung, welche durch eine Geschwulst des Oberkiefers bedingt waren, hören mit dessen Entfernung auf. Der locale Erfolg ist ein wahrhaft glänzender. Es pflegt die äussere Wunde primär zu heilen, eine lineäre und bei dem einfachen Verfahren wenig entstellende Narbe zu hinterlassen. Der durch Entfernung des Oberkiefers hervorgerufene Substanzverlust ersetzt sich durch Narbenmasse schnell und so vollständig, dass das weiche Gaumensegel und die Gesichtsweichtheile einen Halt daran finden. Daher ist auch die Deformität gering, die Wange nur wenig eingesunken, das Auge nur bei Verlust der Periorbita auffallend dislocirt, die Deglutition nicht gestört, die Sprache verständlich, namentlich nach Ausfüllung des Restes der Höhle, durch einen Obturator aus Schwamm, Kautschuk etc. Je mehr Periost erhalten werden konnte, um so vollständiger wird der Ersatz. Die Lähmung der einen Gesichtshälfte, welche bei allen durch die Wange gehenden Schnitten eintritt, pflegt im Verlauf der Zeit zu schwinden (Lisfranc a. a. O. S. 474, Ried a. a. O. S. 118), der auf der operirten Seite verlorene Geruchssinn sich in einigen Tagen wieder herzustellen.

Mit Bezug auf Rudolph Wagner's Ausspruch (cf. Heyfelder, Amp. u. Res. S. 40 u. 52), dass das Fehlen der unteren Muschel eine Geruchsverminderung zur Folge habe, machten wir bei einigen Operirten darauf bezügliche Versuche. Im Fall No. 4 war der Geruch von den ersten Tagen an auf beiden Seiten gleich gut; bei No. 8 fehlte während der ersten 3 Tage am linken operirten Nasenloch der Geruch gänzlich, indess er am rechten in voller Schärfe vorhanden war. Am vierten Tag unterschied der Operirte auf der linken Seite starke Gerüche, nach Verlauf von 8 Tagen bemerkte er keinen Unterschied mehr zwischen beiden Seiten. Lisfranc sagt darüber (a. a. O. Bd. II. S. 474) dass bei mehreren von ihm beobachteten Fällen der Geruch bald unvollständig und undeutlich, bald gleich Null war; dass aber bei allen Operirten, die er lange genug verfolgen konnte, der Geruch sich vollständig wieder herstellte.

Totale Resection beider Oberkiefer.

Nachdem schon 1824 Roger gemäss einer Angabe von Velpeau (Méd. opérat. T. II. S. 628), dann Liston (Lancet. 1836. Mor. S. 237) und Dupuytren (Leç. or. 2 Edit. T. II. S. 453) mehr oder weniger umfangreiche partielle Resectionen beider Oberkiefer gemacht hatten, wurde die erste Totalresection beider Oberkiefer 1844 von J. F. Heyfelder vollführt.

1. Fall. Andreas Schmidt, 23 Jahr alt. Carcinom beider Oberkiefer mit beträchtlicher Geschwulst des Gesichts und der Gaumenfläche, bedeutender Entstellung, Störung des Athmens, Schluckens und der Sprache. Beinahe alle Zähne vorhanden, gesund aber locker. Operation Juni 1844. Beiderseitiger Wangenschnitt; Trennung der Verbindungen beider Oberkiefer mit den Jochbeinen und mit den Stirn- und Nasenbeinen durch die Kettensäge; Abtrennung des Vomer, so wie der übrigen Knochenverbindungen mittelst einer Scheere. Durch einen Druck auf die obere Partie beider Knochen erfolgte deren vollständige Auslösung.

Keine Reaction; primäre Vereinigung. Am 32. Tag nach der Operation ward der Operirte in seine Heimat entlassen. Nach 13 Monaten Recidive, nach 15 Monaten Tod.

2. Fall. 1850 wiederholte Heyfelder die Operation wegen Krebs an einem 55jährigen Manne mit der Veränderung, dass die Kettensäge nur für die Symphysis maxillo-zygomatica sinistra angewandt, die andern Knochenverbindungen mittelst der Knochenscheere getrennt wurden. Entlassen am 29. Tag nach der Operation, Recidive nach 20, Tod nach 23 Monaten.

3. Fall. Johann Hierorth, 21 Jahr alt. Carcinom beider Oberkiefer mit dreifacher Perforation des Gaumengewölbes und Verschwärung des weichen Gaumens.

Operation am 13. August 1852, ähnlich der vorigen, jedoch mit der Modification, dass zur Lösung der Oberkieferverbindung mit dem Nasen- und Stirnbein die Kettensäge durch die beiden medialen Wände der Augenhöhlen und die Nasenscheidewand geführt und so auf einmal die Trennung auf beiden Seiten vollzogen ward. Die Verbindung des Oberkiefers nach hinten war in diesem Falle so fest, dass sie einem blossen Druck nicht weichen wollte. Erst nachdem beide Oberkiefer auseinander gesägt und der linke in Stücken entfernt war, gelang es mittelst Liston's Knochenzange die Verbindung des rechten Oberkiefers mit dem Processus pterygoideus zu trennen.

Keine Reaction; schnelle Heilung, ohne Entstellung. Entlassen am 25. August. Vollständige, bleibende Heilung.

Genau mitgetheilt finden sich diese 3 Fälle in: J. F. Heyfelder, Amp. und Resect. S. 57—67. — Revue méd.-chir. de Paris s. l. direct. d. Malgaigne Mars. 1853. S. 149—156. — Archiv für physiolog. Heilkunde 1850. Heft 5 u. 6. Ueber die Resect. der beid. Oberk. von J. F. Heyfelder. — Deutsche Kl. 1850. S. 231. Resection beider Oberkiefer von Dr. Oscar Heyfelder. — Prag. Vierteljahrsch. Bd. XXI. Klinischer Bericht von Oscar Heyfelder. — Dublin med. journal. Febr. 1856. Dr. Oscar Heyfelder on the Resection of the Uper-Jaw-bones.

Einen Fall von Dieffenbach (a. a. O. Bd. II. S. 46) kann man wohl mit einigem Recht hierher zählen, welchen derselbe vor 1848 operirte. Mit medialem Hautschnitt und einem kurzen Querschnitt von einem bis zum andern innern Augenwinkel exstirpirte er den grössten Theil beider Oberkiefer sammt den Gaumenbeinen und einem Theil der Jochbeine. Nach 14 Tagen erfolgte bei vollkommen gut fortschreitender Heilung der Tod durch einen apoplektischen Anfall.

Maisonneuve (Gaz. d. hôp. 1850. No. 97 u. 100. — Klinisch. Bericht von Oscar Heyfelder in der Prag. Vierteljahrsch. Bd. XXI.) machte 1849 mit demselben Hautschnitt wie Dieffenbach die Exstirpation beider Oberkiefer wegen Carcinom. Tod nach wenigen Tagen.

Derselbe vollführte 1850 die subcutane Extraction beider nekrotisch abgestorbenen Oberkiefer bei einer 20jährigen Zündholzfabrikarbeiterin (G. d. h. 1850. S. 510).

Aehnliche Operationen machten Jüngken (Deutsche Klin. 1850. S. 48), der beide Knochen zu leichterer Trennung in der Mittellinie mit Liston's Knochenscheere trennte, und Dietz, beide mit gutem Erfolg.

Langenbeck (Deutsche Klinik. 1853. S. 204) exstirpirte wegen Carcinoma medullare beide Oberkiefer mit Zurücklassung der Orbitalfläche des linken Oberkiefers. Er bediente sich dabei rechts des Wangenschnitts, links eines combinirten Schnittes, dessen eine Hälfte der vordere Lateralschnitt war, dessen andere Hälfte von der Thränensackgegend parallel dem Orbitalrand bis über das Jochbein hinaus verlief. Zur Knochentrennung diente Stichsäge, Knochenscheere und Meissel.

Die Indicationen, welche für die Exstirpation eines Oberkiefers feststehen, gelten auch für die Exstirpation beider Oberkiefer, vorausgesetzt, dass das Leiden beide Knochen betrifft.

Die Operation selbst ist der Exstirpation eines Oberkiefers analog und keineswegs schwieriger als diese, indem die Trennung der medialen Knochenverbindung erspart werden kann und nur ausnahmsweise vorkommen würde.

I. Akt. Blosslegung des Knochens. Die Durchschneidung der Weichtheile geschicht nach denselben Typen wie bei der Resection eines Oberkiefers.

1) Der Medianschnitt, von Dieffenbach und Maisonneuve angewandt, bedarf hier der einzigen Aenderung, dass der kleinere Querschnitt an seinem oberen Ende die beiden innern Augenwinkel mit einander verbindet.

2) Der Wangenschnitt oder hintere Lateralschnitt, von Heyfelder in allen Fällen angewandt, so wie 3) der vordere Lateralschnitt werden statt auf einer auf beiden Seiten angelegt. Letztere beiden Verfahren können auch in der Art verbunden werden, dass man je nach Bedürfniss auf einer Seite den vordern, auf der andern den hintern Lateralschnitt ausführt.

Sollten die genannten Verfahrungsweisen nicht ausreichen besonders unförmliche Auftreibungen beider Knochen gehörig blosszulegen, so schlägt J. F. Heyfelder statt der sehr entstellenden Kreuz- und Lappenschnitte in der Wange folgende Trennung der Weichtheile vor:

Der erste Schnitt spaltet die Unterlippe in der Mittellinie und reicht bis an das Kinn; von da erstreckt sich nach rechts und links ein zweiter und dritter Schnitt längs dem untern Rand des Unterkiefers und dem hinteren Rand seines aufsteigenden Astes.

Die Durchführbarkeit dieses Verfahrens haben Versuche an der Leiche bewiesen, ihre Anwendung beim Lebenden hat sich in Heyfelder's Fall No. 6 bei Exstirpation eines Oberkiefers und Ausdehnung des Leidens wie der Operation auf den Unterkiefer bewährt.

II. Akt. Die Auslösung der Oberkiefer aus den Knochenverbindungen. Zuerst werden beiderseits die Oberkiefer-Jochbeinverbindungen und zwar am besten mittelst der Kettensäge getrennt. Die Verbindungen nach oben und hinten werden ganz analog wie bei einem Oberkiefer aufgehoben; bei denen nach oben kann man sich einer abkürzenden, von Maisonneuve angegebenen Modification bedienen, indem man mit der Nadel beide mediane Wände der Orbita durchstösst, die Kettensäge nachzieht und so durch einen einzigen Akt die oberen Verbindungen beider Oberkiefer durchsägt. Dabei erhält man, indem man die Kettensäge noch vorn und etwas abwärts fortschreiten lässt, in den Nasenbeinen und dem obersten Theil des Processus ascend. ossis max. sup. der Nase eine hinreichende Unterlage.

Den Vomer sowie die Verbindung des Oberkiefers mit dem Siebbein durchschneidet man mittelst einer Knochenscheere.

Verband und Nachbehandlung sind wie bei der einseitigen Resection. Merkwürdiger Weise ersetzt sich auch in diesem Falle die ungeheure Höhle durch Narbensubstanz bis auf einen unbedeutenden Rest, der durch einen Obturator verschlossen werden kann; die Deformität ist gering, die Sprache wird nach und nach verständlich und selbst die Fähigkeit, andere als flüssige Nahrung zu geniessen, wird wieder erworben. Unter 9 hierher gehörigen Operationsfällen erfolgte 4 Mal der Tod; 1 Mal ist der Ausgang unbekannt; 4 Mal war der Erfolg günstig. 1 der Gestorbenen scheint der Operation erlegen zu sein, nämlich der erste von Maisonneuve Operirte; 1 starb durch einen apoplektischen Anfall, nämlich Dieffenbach's Operirter; 2 erlagen einer Krebsrecidive (No. 1 und 2 von J. F. Heyfelder), aber der eine nach 15, der andere nach 23 Monaten; so dass der Erfolg gleichwohl als ein sehr günstiger bezeichnet werden darf.

Die partielle Resection des Oberkiefers.

Die partielle Resection des Oberkiefers besteht entweder 1) in der Abtragung der freien Ränder und Fortsätze, 2) in der totalen oder theilweisen Entfernung einer Wand des Knochens oder 3) in der Excision eines kleineren oder grösseren Stücks des Körpers, wobei Wände und freie Ränder zusammen abgetragen werden.

I. Abtragung der freien Ränder und Fortsätze des Oberkiefers.

1) Des Alveolarfortsatzes.

Historische Notizen.

Dupuytren[1]) entfernte 1820 und 1824 einen Theil des Alveolarrandes, beidemale mittelst der Säge.

Regnoli[2]) machte vom Jahr 1825 an die totale und mehrere partielle Resectionen des Alveolarrandes und bediente sich dazu des Meissels.

Priegor[3]), Velpeau[4]), Roux[5]) und Strempel[6]) machten ähnliche Operationen mittelst der schneidenden Zange mit gutem Erfolge. Ebenso hatte Dieffenbach[7]) in mehreren Fällen günstige Erfolge.

Sicherer[8]) machte eine ähnliche Operation mit der Heim'schen Säge wegen Osteosarcom, Pitha[9]) wegen eines Fibroids, J. F. Heyfelder[10]) 1 Mal wegen Nekrose, 1 Mal wegen Krebs.

1. Fall. Johann Lappis, 9½ Jahr alt, litt in Folge von grossen Dosen Calomel, die er genommen, an Nekrose des ganzen linken Alveolarrandes. Im März 1842 wurde der nekrotische Knochen, aus welchem alle Zähne schon ausgefallen waren, mittelst einer schneidenden Knochenzange gelöst und extrahirt, wobei die Weichtheile unverletzt blieben. Die Heilung erfolgte schnell und so vollständig, dass 5 Jahre später kaum ein Defekt und noch weniger eine Funktionsstörung wahrzunehmen war.

2. Fall. Peter Eichler, 66 Jahr alt, litt an Krebs des Unterkiefers und des Alveolarrandes des linken Oberkiefers. Letzterer so wie der freie Rand des Unterkiefers wurde mit Liston's Knochenzange abgetragen und die linke Unterkieferhälfte exarticulirt, wozu ein am äusseren und unteren Rand des aufsteigenden und horizontalen Theils der Mandibula geführter Hautschnitt den Weg bahnte.

Nach der Operation befand sich der Kranke gut, erlag aber am 5. Tage einer die grossen Gefässe, Luftröhre und Larynx umgebenden vom hintern Theil des Sternums ausgehenden Krebsgeschwulst.

Langenbeck machte eine ähnliche Operation bei einem 35jährigen Manne wegen Sarcom. Wangenschnitt ohne Lippenspaltung rechts; Abtragung des Kno-

[1]) Gensoul a. a. O. S. 9 u. 10.
[2]) Sulle exstirpazione delle int. arcade alv. della sup. et inf. maxella. Pesaro 1825.
[3]) Rust's Mag. Bd. XL. S. 391.
[4]) a. a. O. T. II. S. 630.
[5]) Gaz. méd. d. Paris 1842. S. 471.
[6]) a. a. O. S. 20.
[7]) Schmidt's Jahrb. Suppl. Bd. II. S. 266.
[8]) Hamb. Zeitschr. f. d. g. Med. Bd. VII. S. 145.
[9]) Prag. Vierteljahrsch. 1849. Th. I. S. 131.
[10]) a. a. O. S. 18 u. 26.

chens mit der Stichsäge. Blutung und 2 Nachblutungen. Heilung per secundam intentionem. Nach 4 Wochen geheilt entlassen.

Wilms exstirpirte bei einem 56jährigen Manne wegen Cancroid den hinteren Theil des Alveolarfortsatzes mit der Velpeau'schen Knochenzange und dem Meissel unter Anwendung des Wangenschnitts. Heilung durch prima intentio, Vernarbung der Knochenwunde in 10 Wochen.

2) Des Orbitalrandes.

Alle vorhergehenden Operationen beziehen sich auf den Alveolarrand; die Abtragung des Orbitalrandes des Oberkiefers ist seltener und bei seiner geringen Ausdehnung wohl niemals ohne gleichzeitige Entfernung des Margo orbitalis ossis zygomatici gemacht worden. Jedenfalls ist das Verfahren für beide dasselbe. Daher denn folgende Fälle hier erwähnt werden mögen.

Dietz[1]) entfernte 1834 wegen Krebs des untern Augenlides und des Bulbus diese Theile und resecirte dann mittelst der Messersäge einen von secundärer Caries ergriffenen Theil des unteren Orbitalrandes.

J. F. Heyfelder[2]) nahm den ganzen unteren Augenhöhlenrand bei einem 4jährigen Knaben mittelst Liston's Knochenzange und des Meissels weg, nachdem er eine damit zusammenhängende Krebsgeschwulst und den entarteten Bulbus exstirpirt hatte. Die Weichtheile trennte er durch einen in den äusseren Augenwinkel mündenden, halbmondförmigen Schnitt mit abwärts gekehrter Convexität. Tod durch Carcinoma cerebri.

Die Resection des Knochenrandes an der Incisura pyriformis machte in 1 Fall Partredjo (cf. the Lancet 1852. Bd. II. S. 176) wegen Enchondrom.

Indicationen zur Abtragung der freien Ränder des Oberkiefers sind: Nekrose, Caries derselben, gutartige Geschwülste, die nur mit den Rändern in Verbindung stehen. Selbst bösartige Afterbildungen, die sich nicht über die freien Ränder hinaus erstrecken, gestatten deren Abtragung unter sonst günstigen Verhältnissen, wobei man sich jedoch bewusst sein muss, nur eine Palliativheilung erzielen zu können, und früher oder später zu einer ausgedehnten Operation genöthigt zu sein.

[1]) Ried a. a. O. S. 143.
[2]) a. a. O. S. 11.

Operation.

1. Akt. Blosslegen des Knochens. Bei der freien Stellung des Alveolarrandes fordert seine Abtragung gewöhnlich keine Trennung der Weichtheile, wogegen der untere Orbitalrand je nach der Ausdehnung des Leidens durch einen vom äusseren Augenwinkel ausgehenden oder dem unteren Lidrand parallel laufenden geraden oder bogenförmigen Schnitt, auf dessen Mitte oder Ende man weitere senkrechte Schnitte fallen lassen kann, freigelegt werden muss.

2. Akt. Entfernung des Knochens. Wenn die Zähne nicht in Folge des Leidens schon ausgefallen sind, müssen sie an dessen Grenze ausgezogen werden. Der erkrankte Knochentheil wird durch einen im Gesunden geführten ⌢ oder ⌐ oder V förmigen Schnitt entfernt, wozu man sich des Meissels, kleiner Sägen, am besten schneidender Knochenzangen bedient; bei grösserem Umfang des Leidens und sehr harten Knochen findet das Osteotom seine Anwendung.

Verband und Nachbehandlung unterscheiden sich nicht von denen bei andern Oberkieferresectionen.

3) Des Processus nasalis.

Vogel erwähnt nach Paget (a. a. O. S. 98) einer Resection des Processus nasalis und des Nasenbeins wegen einer mit beiden verbundenen Fettgeschwulst. Zum Zweck der Entfernung von Nasenrachengeschwülsten hat Langenbeck den Nasenfortsatz des Oberkiefers 3 Mal resecirt.[1])

1) Frau, 50 Jahr alt. Carcinom der inneren Nase, des Processus nasalis, des Os nasi und der oberen und mittleren Muschel links Resection am 2. Novbr. 1854. Ferrum candens. Ganz geringer Blutverlust. Erysipelas faciei und nur theilweis primäre Vereinigung. Am 17. November geheilt und ohne alle Deformität entlassen.

2) Knabe, 14 Jahr alt. Enchondrom des Os ethmoideum mit Betheiligung des linken Nasenfortsatzes und der Spina nasalis posterior. Operation am 14. November 1848. Primäre Vereinigung. Hirnerscheinungen. VS. Geheilt entlassen Anfangs December.

3) Frau, 68 Jahr alt. Nasenrachenpolyp, 3 Mal von Chelius, 3 Mal von Langenbeck operirt. Letzterer machte im Juni 1854 die Resectio processus nasalis und entfernte den Schleimhautpolypen radical. Bleibende Heilung.

[1]) Cf. Deutsche Klinik 1854: Ueber die Resection des Processus nasalis maxillae operioris von Dr. Th. Billroth.

Langenbeck macht die Operation in folgender Art:

Der Hautschnitt wird dicht unterhalb des inneren Endes der Augenbrauen begonnen, bogenförmig nach dem Nasenrücken zu, von da abwärts nach dem Ansatz des Nasenflügels und nach Bedürfniss in die Gesichtsfalte vor der Wange verlängert. Nach Abpräparirung dieses Lappens trennt man den Nasenknorpel von seinem Ansatz am Knochen, setzt in diese Oeffnung dicht unterhalb des Ansatzes der unteren Muschel eine dünne, kurze, feste Stichsäge und führt diese zunächst schräg nach oben und aussen, nach der Gegend des Thränensacks hin, von hier direct nach oben, nimmt ein Stück des Thränenbeins mit fort, wendet sich nach der Nasenwurzel und von da abwärts, indem man entweder die Verbindung mit dem Nasenbein trennt oder dieses durchsägt. Den letzteren Schnitt kann man auch von unten nach oben führen, indem man die Säge wieder unten ansetzt. Es fällt nun der Processus nasalis des Oberkiefers mit einem Stück des Thränenbeins, einem Theil des Os nasi und der unteren Muschel heraus, so dass das ganze Innere der Nasenhöhle, die Choanen und der untere Theil des Keilbeinkörpers für die Inspection und für Instrumente zugänglich ist. Die Blutung ist unbedeutend, der Verlust des Thränennasenkanals und Thränensacks unwesentlich.

II. Totale oder theilweise Entfernung einer Wand des Knochens.

Historische Notizen.

Diese Art der Oberkieferresectionen ist die älteste; indem sie aus der Trepanation der Highmorshöhle hervorgegangen, welche schon seit 200 Jahren nach verschiedenen Methoden von Molinetti, Bertrandi, Gooch, Cowper, Jourdain, Richter u. A. ausgeführt wurde und zwar um eine in dem Sinus angesammelte Flüssigkeit zu entleeren.

Von einer mehr oder weniger vollständigen Abtragung einer Wand finden sich folgende Fälle:

Beaupréau (Sur la maladie du Sinus max. Paris 1769), Graefe (Bericht der Klinik vom Jahre 1823) und Gensoul (a. a. O. S. 50) schnitten einen Theil oder legten die ganze vordere Wand heraus, jene wegen Caries, dieser wegen Hydrops antri Highmori.

Pitha (Klin. Bericht von 1845—47, in der Prag. Vierteljahrsch. 1849. Bd. I. S. 133 u. 152) trug wegen eines fibrösen Polypen der Highmorshöhle deren vordere

Wand mit einem starken Bistouri ab mit Benutzung einer vorhandenen Perforation an dieser Stelle. Guter Erfolg. Dieselbe Operation wegen eines Carcinoms wiederholt, hatte ein Recidiv zur Folge.

Zu derselben 1845 vorgenommenen Resection wegen Gallertsarcom bediente sich J. F. Heyfelder der Liston'schen schneidenden Zange. Dauernde Heilung.

Hecker (Jahresber. von 1848—52 in d. Prag. Vierteljahrsschr. 1854 Bd. 4) machte ähnliche Operationen 2mal wegen Pyorrhoe, 1 Mal wegen Hydrops. James Syme (the Lancet 1855. S. 254) wegen abnormer Ausdehnung des Oberkieferbeins. Beike wegen Exostose.

Wilms machte die Operation 4mal an jugendlichen Individuen (das älteste 35 Jahr alt) wegen einer seit mehreren Monaten bestehenden Caries der vorderen Wand des Oberkiefers, die allen Heilversuchen widerstanden hatte. In allen Fällen waren mehrere Fistelöffnuugen in der Wange und es wurde von diesen aus die Oberlippe gespalten, die erkrankte Knochenpartie theils mit dem Trepan, theils mit dem Meissel entfernt. Hautwunde per primam intentionem vereinigt, die Knochenwunde heilte 4--6 Wochen nach der Operation.

Die angeführten Beispiele beziehen sich sämmtlich auf die vordere oder laterale Wand des Oberkiefers. Auch die Gaumenwand wurde schon früher zur Entleerung des Sinus eröffnet, und wird neuerer Zeit zur Operation der Nasenrachenpolypen mehr oder weniger vollständig abgetragen.

Nélaton,[1]) um der verwerflichen Exstirpation des Oberkiefers wegen eines Nasenrachenpolypen, wie sie von Flaubert, Michon, Maisonneuve geübt ward, auszuweichen, suchte zur Ausrottung der an der Basis cranii aufsitzenden Wurzel durch Resection des harten Gaumens zu gelangen. Er machte die Operation zum ersten Mal 1848, hierauf 1853 zum zweiten Male in meiner Gegenwart, beidemale mit günstigem Erfolg und bleibender Heilung.

In ganz ähnlicher Weise hat 1844 vor ihm Adelmann (a. a. O. S. 34) zu gleichem Zweck, wenn auch mit weniger vollständigem Erfolg operirt, wovon aber Nélaton als Franzose natürlich nichts weiss.

Indicationen.

Caries einer Wand, gutartige, nur auf einer Wand aufsitzende Geschwülste, fibröse Polypen der Highmors- oder der Nasenhöhle, zu deren Basis man ohne Abtragung einer Oberkieferwand nicht gelangen kann; Wasser-, Schleim- und Eiteransammlungen im Sinus maxillaris mit Auftreibung und Entartung der Knochenwände, fremde Körper des Sinus, z. B. Kugeln.

[1]) Gaz. des hôp. 1853 S. 22, 38, 315. Ebend. 1854 S. 349. Thèse du Dr. d'Ornellas, sur les polypes fibreux, nasopharyngiens. Paris 1853.

Operation.

1. Akt. Die Bloslegung des Knochens geschieht ohne Hautschnitt durch Ablösung der dem harten Gaumen oder der Aussenseite des Oberkiefers adhärirenden Weichtheile bei der Resection der unteren oder vorderen Oberkieferwand, wenn letztere nicht in allzu hohem Grade ausgedehnt ist. In diesem Fall müssten die Weichtheile durch einen möglichst kurzen vorderen oder hinteren Lateralschnitt gespalten werden.

2. Akt. Die Abtragung einer Knochenwand geschah früher, sofern sie eine partielle war, durch die Trepankrone; jetzt bedient man sich der Knochenzange oder eines starken Messers mit Benutzung einer vorhandenen oder durch einen Perforator künstlich angebrachte Oeffnung, oder des Osteotoms.

Nélaton's Verfahren zur Exstirpation fibröser Nasenrachenpolypen, eine methodische Ausbildung des Adelmann'schen Verfahrens, ist folgendes:

Er führt in der Medianlinie einen Schnitt durch die das Gaumendach bedeckenden Weichtheile, der 2 Ctm. vom Zahnbogen beginnt und rückwärts sich durch das Zäpfchen fortsetzt; einen Querschnitt an dem vorderen Ende des ersten, so dass beide ein T bilden, präparirt die dadurch gebildeten seitlichen Lappen vom Knochen los und lässt sie zur Seite fixiren. Den blosgelegten harten Gaumen perforirt er an den beiden Endpunkten des Querschnitts, durchschneidet mit der Knochenscheere die zwischen beiden liegende Partie und trägt so den harten Gaumen mit Ausnahme des dem Alveolarbogen zunächst liegenden Theils ab. Dann entfernt er den Nasenrachenpolypen, der nach Nélaton und d'Ornellas stets am Periost der Basis cranii aufsitzt. Dies wird mit abgetragen und die Insertionsstelle während Wochen und selbst Monaten cauterisirt, wozu die Wunde offen gehalten, primäre Vereinigungen derselben wieder getrennt werden müssen. Nachdem er sich in einem Zeitraum von 7 Monaten von der radicalen Heilung überzeugt, nimmt er die Vereinigung der Wunde vor. Nicht nur diese gelingt vollkommen, sondern es bildet sich an dem erhaltenen Periost auch neue Knochenmasse.

Erfolg.

Die Abtragung einer Wand des Oberkiefers ist keine gefährliche Operation. Fast durchgängig in allen angeführten Fällen war der Erfolg günstig; nur einmal trat Recidiv ein, wo die Resection wegen Krebs unternommen worden war.

Die Resection des harten Gaumens ist durch die Localität und die Blutung erschwert und setzt den Kranken der Gefahr aus, ein Loch im Gaumen zu behalten, daher Dieffenbach (a. a. O. S. 36) gegen diese Art, die Highmorshöhle zu öffnen sich ausspricht. Derselbe Vorwurf trifft Nélaton's Operation der fibrösen Nasenrachenpolypen. Bedenkt man die grosse Volumenszunahme dieser Tumoren und ihre Neigung zu recidiviren, so erscheint Nélaton's Verfahren eine erwünschte Zuflucht, wo Extraction und Ligatur sich als unzulänglich erwiesen haben, und ist jedenfalls ein Fortschritt zum Besseren im Vergleich mit der Exstirpation des Oberkiefers zu gleichem Zweck, steht aber in Bezug auf Leichtigkeit in der Ausführung und Zurücklassen geringer Deformität der Langenbeck'schen Resection des Processus nasalis zu gleichem Zweck bei Weitem nach.

III. Die Abtragung eines Stücks vom Körper des Oberkiefers.

Hierher gehören alle partiellen Resectionen des Oberkiefers, bei welchen mehr als ein freier Rand oder eine Knochenwand abgetragen wird. Trotz der grossen Mannigfaltigkeit der durch diese Definition miteinbegriffenen Operationen lässt sich die von Ried (a. a. O. S. 111) angegebene Eintheilung der partiellen Resectionen mit Vortheil beibehalten, nämlich in

1) Resectionen des unteren Theils des Oberkiefers (Amputation), welche die häufigeren sind.

2) Resectionen des oberen oder vorderen (Ried) Theils. Bei letzteren kann das Nasen-, Joch- und Thränenbein, die Muscheln und der Vomer von der Krankheit und somit von der Operation mitbetroffen werden, wie Fälle von Jaeger, Heyfelder, Langenbeck beweisen.

Geschichtliche Notizen.

Im Jahr 1693 exstirpirte Acoluthus (Mém. de l'acad. r. d. chir. Nouv. édit. V. S. 163—164 und Lisfranc Préc. de nouv. opérat. II. S. 167) eine enchondromartige Geschwulst von der Grösse zweier Fäuste, die sich bei einer 30jährigen Frau am linken Oberkiefer innerhalb 2 Jahre entwickelt hatte und Mastication und Respiration bis zur Gefährdung des Lebens hinderte. Querschnitt vom Mundwinkel durch die Wange; Exstirpation der Geschwulst sammt einem mehrere Zähne enthaltenden Stück des Oberkiefers durch ein starkes Messer; Extraction secundär cariöser Knochentheile. Cauterisation. Heilung complett. Aehnliche Operationen machten:

1768 Jourdain (Abh. üb. d. chir. Krankh. d. Mundes. A. d. Franz. Nürnberg 1784. S. 285. — Gensoul a. a. O. S. 6) wegen Krebs (Fungus?) mittelst eines spatelförmigen Instruments (Recidiv).

1769 u. 1770 David [1], Mosque [2], White der Aeltere [3].

1789 Desault [4] wegen Exostosen und Sarcomen mit gutem Erfolg

1804 Deschamps [5] und Dubois [6]. 1805 Klein [7] mit günstigem Resultat.

1816—20 Benedict [8] 3mal, mit 2maligem Recidiv (1mal wegen Krebs).

1820 Wattmann [9] 3mal wegen Sarcom, und 1826 Georgi [10] wegen Knochenauswüchsen (?) mit erwünschtem Erfolg.

1827 Dupuytren [11] zugleich mit Unterbindung der Carotis, und Beclard [12] (beidemal Recidive).

1828 Textor [13] und Robinson [14], 1829 Dupuytren [15]; alle drei wegen Sarcom und mit dauernder Heilung. In gleichem Jahr operirten 1mal wegen Krebs (?) Velpeau [16], 3mal wegen Sarcom und Krebs Chelius [17], ersterer 1mal

[1]) Mém. d. l'acad. r. d. chir. V. S. 237. Krueppel: Diss. d. max. sup. resect. Bonnae 1834.

[2]) Adelmann a. a. O. S. 63.

[3]) White d. Jüngere: Cases in surgery. — The Dublin journal of med. Sc. 1853. Bd. XXXI. S. 19.

[4]) Krueppel a. a. O. S. 44. Ried a. a. O. S. 112.

[5]) Traité d. mal. d. foss. nas. etc. Paris 1804. und Jaeger a. a. O. S. 520.

[6]) Krueppel a. a. O. S. 26. — Weinhold üb. d. abnorme Metamorph. d. Highmorh. S. 140.

[7]) Samml. seltener auserl. chir. Beobacht. 1805. — Jaeger a. a. O. S. 520.

[8]) Rust's Mag. Bd. IX. S. 394.

[9]) Ebend. Bd. XV. S. 583 und Jaeger a. a. O. S. 521.

[10]) Omodei Ann. univ. di med. 1827 Jan. — Mag. der ausl. med. Lit. 1828. März. S. 531.

[11]) Gensoul a. a. O. S. 10.

[12]) Ebend. S. 11.

[13]) a. a. O. S. 24.

[14]) Mag. d. ausl. med. Lit. 1830. Jul. u. Aug. S. 458.

[15]) Adelmann a. a. O. und Jaeger a. a. O. S. 523.

[16]) Méd. opérat. Bd. II. S. 629—30.

[17]) Heidelb. Klin. Annal.

letzterer 2mal mit tödtlichem, Syme[1]) und Lisfranc[2]) mit unbekanntem Ausgang.

1830 Lafont[3]) und Jaeger[4]) wegen Sarcom mit erfolgter Heilung. Leo[5]) mit Recidiv.

1831 Hetling[5]) (Medullarsarcom) und Banelli[6]) (Osteosarcom) mit dauernder Heilung.

1832 Wutzer[7]) (Sarcom) mit Recidiv; ebenso 1mal unter 3 Fällen von Regnoli[8]).

1834—36 Dietz[9]), Hysern[10]), Tulthill[11]) mit Erfolg; Jüngken[12]) (Tod durch Trismus), Beck[13]) (Tod durch Pyaemie).

In neuerer Zeit sind die partiellen Resectionen beinahe unzählbar oft wiederholt worden; von Mott 14mal (Velpeau, Méd. opérat. Bd. I. S. 19) von Roux[14]), Maisonneuve[15]), Textor 2mal, Adelmann 2mal, Michon[16]), Soulé[17]), Schöps[18]), Berard, Rothmund 4mal, Pitha (a. a. O.) 3—4mal, Dieffenbach[19]) machte 12 mehr oder weniger umfangreiche Resectionen des Oberkiefers, von denen 8 mit Bestimmtheit hierher zu zählen sind. Diese 8 Operationen wurden wegen Knochengeschwülsten gemacht und waren, trotz Recidiven und wiederholter Operationen einzelner, schliesslich Alle von glücklichem Erfolg.

Lafond[20]) resecirte mit Zurücklassung der obern Wand den rechten Oberkiefer sammt einer 775 Grammen wiegenden, grossentheils aus Knorpelmasse bestehenden Geschwulst bei einem 18jährigen Mädchen mit schneller und dauernder Heilung. Er nennt die Geschwulst Carcinom.

Lode[21]) machte wegen Osteo-Fibroid mit Stichsäge und Meissel eine etwas weniger umfangreiche Resection des unteren seitlichen Theils vom Oberkieferbein. Reunio per primam intentionem. Rasche, dauernde Heilung.

[1]) The Edinb. med. and surg. Journ. 1829. Juli.
[2]) Séance de l'acad. r. d. m. d. Paris. 1829. Sept.
[3]) Krueppel a. a. O. S. 38.
[4]) a. a. O 523 und Ried a. a. O. S. 114—15.
[5]) Transact. of the prov. and phys. Assoc. V. I. Lond. 1833.
[6]) Annal. univ. d. med. 1839. Juni. — Hamb. Zeitschr. Bd. XIII. S. 113.
[7]) Krueppel a. a. O. S. 46.
[8]) Osserv. chir. Pis. 1836.
[9]) Hamb. Zeitschr. Bd. VI. S. 18.
[10]) Velpeau a. a. O. Bd. I. S. 23.
[11]) Med. chir. Rewiew. 1836. April.
[12]) Schmid's Jahrb. XXXI. S. 217.
[13]) Schwörer Ber. d. chir. Klinik zu Freiburg. S. 65.
[14]) Gaz. d. hôp. 1852. S. 280.
[15]) Ebend. S. 139.
[16]) Gaz. d. hôp. 1853. S. 178.
[17]) Gaz. d. hôp. 1854. S. 46.
[18]) Jahresbeitrag z. pract. Med. u. Chir. d. Kinderkrankh. v. Pesther Kinderspital.
[19]) a. a. O. S. 43—46. — Hamb. Zeitschr. Bd. VII. S. 141.
[20]) Journal de la société de méd. d. l. Loire inf. 1854. — Gaz. méd. d. Par. 1855. p. 59.
[21]) Deutsche Klinik 1853. S. 556.

Strempel [1]) machte wegen Carcinom die Amputatio max. sup. mit medielem Hautschnitt nach Liston, erzielte primäre Vereinigung, war aber genöthigt wegen Recidiv die Exstirpation nachträglich vorzunehmen.

Von Heyfelder's [2]) 8 partiellen Oberkieferresectionen gehören 2 hierher. Der eine betraf einen Knaben der an scrophulöser Caries litt und die 1½ Jahr nach der Operation recidivirte; der zweite Fall ist die subcutane Resection der unteren Wand des Sinus und des Alveolarfortsatzes sammt einem daselbst aufsitzenden Gallertsarcom. Dauernde Heilung ohne Deformität.

Unter 14 von Langenbeck gemachten theilweisen Resectionen des Oberkiefers sind 4 hierher zu rechnen. Davon wurden 2 wegen Tumor fibrosus, 2 wegen Carcinom, 2 mit vorderem, 1 mit hinterem Lateralschnitt, sämmtliche mittelst der Stichsäge ausgeführt; 3 Fälle heilten per primam intentionem, 2 recidivirten und machten nachträgliche Operationen nöthig, nämlich die wegen Krebs Operirten.

Die vorhergehenden Fälle sind beinahe alle Resectionen des unteren Theils des Oberkiefers. Bei weitem seltner sind die Beispiele von Resectionen des oberen Theils.

1830 nahm Jaeger (a. a. O. S. 523 und Ried a. a. O. S. 117) bei einem 46jährigen Mann wegen Caries mit callöser Verdickung und carcinomatös scheinender Verschwärung der Wangen und Lippen die ganze vordere, obere und beide Seitenwände der Highmorshöhle, zugleich mit dem linken Nasenbein und der Hälfte des Wangenbeins weg, die Weichtheile durch einen Kreuzschnitt spaltend. Nur das Gaumengewölbe und ein Theil des Proc. alveolaris blieb. Plastische Operation. Dauernde Heilung.

Im Jahre 1832 machte Bauer wegen Sarcom eine ähnliche Resection, indem er die Wange durch einen Kreuzschnitt theilte und die Geschwulst sammt dem oberen vorderen Theil des Knochens mit Messer und Säge entfernte. Recidiv.

1850 verrichtete Michon (Mémoires d. l. soc. d. chir. d. Paris. 1851. II. S. 615) eine analoge Operation wegen Osteoid, und erklärte sie für die erste derartige Operation in den Annalen der Wissenschaft.

1852 machte sie Heyfelder 3mal wegen Krebs.

1. Fall. Joseph Dittrich, 42 Jahr alt, erhielt vor 11 Jahren einen Stich mit einer Heugabel in die Nähe des rechten innern Augenwinkels; langsame Heilung, Wiederaufbruch, Geschwür und Geschwulst. 1852 war ein Theil des linken unteren Augenlids, der linke Nasenflügel und die Oberlippe von einem Krebsgeschwür eingenommen, der unter liegende Knochen cariös. Er ward mit Liston's Knochenscheere abgetragen, der Alveolar- und Gaumentheil erhalten. Nach einem Jahr erfolgte ein Recidiv und der Tod.

2. Fall. Georg Krauss, 11 Jahr alt. Eine ganz analoge Operation wie im vorigen Fall wird wegen Carcinoma medullare, welches vom oberen Theil des linken Oberkiefers ausgehend, das ganze Gesicht durch seine bedeutende Ausdehnung

[1]) Borchert a. a. O.
[2]) a. a. O. S. 17—29.

verunstaltete, gemacht mit doppelseitigem Wangenschnitt und mit Hülfe der Knochenzange und des Meissels. Baldige Heilung. Nach 7 Monaten Tod durch Recidiv.

3. Fall. Friedrich Scheidig, 26 Jahr alt. Ein Jahr früher war ihm eine carcinomatöse Thränencarunkel exstirpirt worden. Recidiv. Entartung des Bulbus, Krebsgeschwulst des obern Theils des rechten Oberkiefers. 23. April 1852 Exstirpation des rechten Auges und oberen Theils des Oberkiefers, wobei seine obere und laterale Verbindung mit der Kettensäge getrennt ward; die Weichtheile hatte eine Combination des vorderen und hinteren Lateralschnitts getrennt. 18. Mai geheilt und ohne auffallende Deformität entlassen. August 1853 Tod durch unbekannte Ursache.

Im Jahre 1852 und 1855 vollführte Langenbeck 3 hierhergehörige Operationen: 2mal wegen Carcinom, 1mal wegen Enchondrom, mit Wangenlappenschnitten ohne Lippenspaltung und unter Anwendung der Stichsäge, einmal unter Anwendung der Stichsäge und des Meissels.

Indicationen zur Abtragung eines Theils des Körpers sind:

1) partielle Nekrose und Caries (primäre wie secundäre), welche sich nicht auf einen freien Rand oder eine Knochenwand beschränkt.

2) gutartige Geschwülste, welche mit einem grösseren Theil des Knochens im Zusammenhang stehen. Bösartige Geschwülste fordern, auch wenn nicht der ganze Knochen an dem Leiden participirt, die Totalresection des Oberkiefers. Alle Fälle, wo constatirter Maassen wegen Krebs (Gallertkrebs vielleicht ausgenommen) partielle Resectionen gemacht wurden, hatten Recidive zur Folge und zwar meist in weit kürzerer Zeit als nach Exstirpation des Knochens wegen Krebs.

Operationen.

1. Blosslegung des Knochens.

a) Bei Resectionen des unteren Theils des Oberkiefers. Wenn die Resection nur den untersten Theil des Oberkiefers betrifft (Amputatio), wenn dessen Volumenszunahme keine zu bedeutende ist, oder wenn pathologische Trennungen des Zusammenhangs im Knochen schon vorhanden sind, so dass die Extraction desselben nur geringe operative Nachhülfe bedarf (Extractio), so kann man ohne äussere Incision zu Stande kommen.

Von der Mundhöhle aus werden die Weichtheile mit flach geführten Messerzügen vom Knochen getrennt und dabei möglichst das Zahnfleisch und Periost erhalten. Auf diese Weise kann die Maxilla superior bis gegen das Foramen infraorbitale blossgelegt und selbst die Nase subcutan abgetrennt werden. Mit der Loslösung der Weichtheile vom Knochen nimmt auch deren Verschiebbarkeit zu. Letztere zu erhöhen, würde ich keinen Anstand nehmen, auch vom Unterkiefer derselben Seite die Weichtheile subcutan zu trennen.

Das subcutane Verfahren verdient eine um so allgemeinere Anwendung, da man im Fall der Noth immer noch einen Hautschnitt anbringen kann. Die Möglichkeit solcher subcutanen Amputationen und Extractionen des Oberkiefers beweist die von J. F. Heyfelder 1848 an Marg. Distler vollführte Amputation, so wie die von Jüngken, Maisonneuve, Dietz gemachten Extractionen beinahe des ganzen Oberkiefers auf einer oder zwei Seiten.

Bei sehr erweiterten, unförmlich vergrösserten Oberkieferknochen und dadurch bedingter Spannung und Unverschiebbarkeit der Gesichtsweichtheile, oder wenn die Resection eine weitere Ausdehnung gewinnt, oder bei sehr compacter Knochenmasse, müssen die Weichtheile vom Munde aus gespalten werden; und zwar nach denselben Methoden wie für die Totalresection mit dem Unterschied jedoch, dass in vielen Fällen die Schnitte nur $\frac{1}{3}$ oder $\frac{1}{2}$ der Länge bedürfen, welche sie in jenem Fall haben.

Betrifft die Resection mehr den seitlichen Theil des Knochens, so ist gleichwohl ein Schnitt in oder nahe der Mittellinie vorzuziehen, und bei Resectionen die mehr die Mitte betreffen, ein Lateralschnitt, weil die Deformität geringer ist, die Heilung schneller vor sich geht, wenn Weichtheilwunde und Knochenwunde nicht auf einander liegen, sondern der Substanzverlust im Knochen von intacten Weichtheilen bedeckt wird. Namentlich wird dadurch der zuweilen eintretende sehr entstellende Umstand vermieden, dass die äussere Wunde partiell in die Operationshöhle hineingezogen, daselbst Adhärenzen eingeht.

b) Die Resectionen des oberen Theils der Maxilla können nicht subcutan durchgeführt werden. Zu diesem Behufe werden dieselben Hautschnitte wie bei der Totalresection entweder in ihrer ganzen Länge oder nur deren oberer Theil gemacht; oder aber man combinirt den Wangenschnitt mit dem vorderen Lateral- oder dem Medianschnitt, beide nur in ihrer oberen Hälfte anlegend, so dass ein oberer viereckiger Lappen entsteht, dessen breite obere Grenzlinie ganz oder theilweis vom Rand des unteren Augenlids gebildet wird.

Die complicirten Kreuz- und Lappenschnitte sind aus gleichen Gründen und in noch höherem Grade wie bei der Exstirpatio maxillae sup. zu meiden.

2. Die Abtragung des Knochens

geschieht analog wie bei der Exstirpation. Die 3 Hauptverbindungen werden auch hier am Besten mittelst der Kettensäge, Querdurchschnitte oder Längsdurchschnitte durch den Körper, Λ oder förmige Excisionen aus dem Knochen mit Stich- und Messersägen oder dem Osteotom gemacht. Bei grossentheils gelöstem Knochen, wie dies bei Nekrose oft beobachtet wurde, bei verdünnten erweichten Knochen reichen zur Trennung in der Substanz des Knochens auch die Knochenscheeren und -Zangen, oder auch die von Desault oder Textor angegebenen, nach der Fläche oder der Schneide gebogenen Messer aus.

Nach vollendeter Excision untersucht man die Sägeflächen des zurückbleibenden Theils genau und nimmt erkrankte und selbst verdächtige Partieen durch eine weitere Anwendung von Knochenscheeren oder -Sägen hinweg.

Verband und Nachbehandlung sind wie bei der totalen Resection.

Erfolg.

Die Operation an und für sich gefährdet das Leben noch weniger als die Exstirpation des Oberkiefers, und um so weniger, je geringer der resecirte Theil ist. Ebenso ist der Ersatz um so vollständiger, die Deformität um so weniger ins Auge fallend, je weniger Knochen entfernt, je mehr die Weichtheile geschont werden konnten. Was aber das Recidiv betrifft, so ist der Erfolg ungünstiger als bei der Totalresection.

Von 146 hierher gehörigen Fällen waren 45 von günstigem Erfolg, 32 von Recidiv begleitet. Von den übrigen ist der schliessliche Ausgang nicht bekannt. Die Heilungen verhalten sich demnach zu den Recidiven wie 45 : 32 oder wie $11\frac{1}{4}$: 8 oder wie $1\frac{13}{32}$: 1, also nicht einmal wie $1\frac{1}{2}$: 1, ein Verhältniss, welches sich weniger günstig als bei den Totalresectionen (2 : 1) herausstellt, obgleich diese häufiger wegen Krebs, die partiellen aber vorwiegend wegen gutartiger Geschwülste vorgenommen wurden. Es beweisen übrigens mehrere Fälle, dass nach partiellen Resectionen selbst gutartige Geschwülste, besonders Sarcome und Enchendrome, so wie Knochenleiden ein- und selbst mehrere Male recidiviren. Das von Pardiege (a. a. O.) durch partielle Resection exstirpirte Enchondrom und die von J. F. Heyfelder durch eine ähnliche Operation eliminirte Caries scrophulosa recidivirten. In zwei Fällen, in welchen Dieffenbach wegen Sarcom die Resectio partialis maxillae superioris durchgeführt hatte, war er durch zweimaliges Recidiv zur je 2maligen Wiederholung der Operation genöthigt.

In der grossen Mehrzahl der tödtlich endenden Fälle war der Tod durch Krebsrecidiv bedingt; Jüngken verlor 1 Kranken durch Trismus, Beck 1 an Typhus, Dieffenbach 1 durch einen apoplectischen Anfall, der andere ging hydropisch zu Grunde.

Ueberdies lehrt die Beobachtung, dass nach partiellen Oberkieferresectionen das Recidiv bei weitem früher eintritt als nach Exstirpationen; nach unsern in Erlangen gemachten Beobachtungen tritt nach jenen durchschnittlich im 5., nach diesen im 11. Monat Recidiv ein. Während also von den partiellen Oberkieferresectionen die Abtragung der Ränder und der Wände günstige Resultate liefern, so sind ausgedehntere Theilresectionen selbst weniger erfolgreich als Exstirpationen.

Die partiellen Resectionen des Oberkieferkörpers sind daher bei Carcinom zu Gunsten der Exstirpation gänzlich zu unterlassen, bei gutartigen Geschwülsten nur dann gestattet, wenn nicht der grössere Theil des Knochens Verbindungen mit dem Tumor eingegangen hat oder selbst erkrankt ist.

Partielle Resection beider Oberkiefer.

Wie die totale, so lässt sich auch die partielle Resection in allen ihren Stufen auf beide Oberkieferknochen ausdehnen.

Die theilweise oder gänzliche Abtragung des Alveolarrandes beider Oberkiefer wurde von Regnoli (siehe oben) und Anderen gemacht, und unterscheidet sich in nichts von derselben Operation an einem Oberkiefer.

Die Resection von Knochenwänden durch eine Operation an beiden Oberkiefern ist nur am harten Gaumen möglich, und kommt bei dem Adelmann-Nélaton'schen Verfahren zur Exstirpation des Nasenrachenpolypen in Anwendung.

Ueber die Amputation beider oberen Maxillarknochen, wie sie von Rogers (Velpeau a. a. O.). Dieffenbach (a. a. O. S. 46) vollführt worden, ist nach dem über die Amputation einer Maxilla sup. und über die Exstirpation beider Knochen Gesagten nichts Eigenthümliches zu bemerken.

Eine Art von partieller Resection beider Oberkiefer verdient eine besondere Besprechung, weil sie kein Analogon unter den einseitigen Resectionen hat, nämlich die Resection des vorderen mittleren Theils beider Oberkiefer in Form des Intermaxillarknochens.

Ausgeübt wurde sie von Dupuytren[1]) im Jahr 1818 wegen Verschwärung der Nase und Oberlippe und gleichzeitiger Erkrankung des zunächst darunter liegenden Knochentheils. Nach Excision der Weichtheile sägte er mittelst einer schmalen Säge in Gestalt des Intermaxillarknochens den vorderen mittleren Theil beider Oberkiefer aus, so dass die vier Schneidezähne mit entfernt wurden. Der Operirte, ein 68jähriger Mann, starb 10 Tage nach der Operation in Folge von Pleuritis und Erysipelas faciei.

Der zweite Fall gehört Langenbeck[2]) an, ist vom Jahr 1854 und betrifft einen 33jährigen Mann, an welchem 5 Jahre früher die Exstirpation eines Tumor fibrosus septi nasi vorgenommen wurde. Die Weichtheile wurden durch 2 längs der Nase herablaufende und eine dritte unter der Nase durch die Oberlippe führende, die beiden ersten Schnitte verbindende Incision durchschnitten. Rhinoplastik; langsame Heilung, grossentheils Ersatz des Defectes; nach 1½ Jahr noch kein Recidiv.

[1]) Leçons orales. Éd. II. Bd. II. S. 453.
[2]) Cf. Billroth: Ueber Fibroide des Oberkiefers.

Indicirt ist diese Operationsweise wenn sich die Krankheit auf beide Knochen ausdehnt, aber auf ihre vordere mittlere Partie beschränkt.

Was ihre Ausführung betrifft, so kann sie bei mässiger Knochenausdehnung subcutan vollendet werden; bei grösserem Volumen der erkrankten Partie wird irgend eine der bei Exstirpation beider Oberkiefer gebräuchlichen Schnittführungen ganz oder nur in ihrer unteren Hälfte angewandt. Die unmittelbar am Knochen aufsitzenden Weichtheile, nämlich Zahnfleich, Mucosa und Periost werden in der Richtung der Knochenschnitte mit einem starken Messer getrennt.

Das Knochenstück wird entweder von aussen nach innen mit der Stich- oder Blattsäge oder dem Osteotom ausgeschnitten, oder von innen nach aussen mit der Stich- oder Kettensäge. Zu letzterem Behufe ist die einmalige Perforation des harten Gaumens nahe der Mittellinie, oder die zweimalige zu beiden Seiten und rückwärts von der Grenze des Krankhaften, so wie die Einführung der Kettensäge vom Munde aus erfordert. Zuletzt durchschneidet man den Vomer mittelst einer Knochensäge.

Durch dieses Verfahren bleiben die vorderen und seitlichen Wände als Stützen des Gesichts, die seitlichen Alveolarfortsätze zum Vollzug der Mastication erhalten, möglicher Weise selbst als Ausgangspunct einer theilweisen Knochenneubildung, wie das bei dem Adelmann-Nélaton'schen Verfahren in ähnlicher Weise der Fall war. Sie vereinigt demnach genug Vortheile, um, wenn immer möglich, in Anwendung gebracht zu werden.

Erst am Schlusse einer Untersuchung, welche ausser dem anatomischen Verhalten des Oberkieferbeins, dessen Erkrankung und kunstgemässer Elimination auch die Resultate der Erfahrung in Bezug auf die gemachten Operationen gewürdigt hat, ist es eigentlich möglich, den Werth, die Anwendbarkeit oder Nothwendigkeit der verschiedenen mehr oder weniger ausgedehnten Oberkieferresectionen festzustellen.

Die Exstirpatio maxillae superioris ist in der grossen Mehrzahl der Fälle wegen Geschwülste, und zwar öfter als alle andern Oberkieferresectionen wegen Krebs gemacht worden; seltener wegen Nekrose und noch seltener, wenn auch immer noch zu oft, um Nasenrachenpolypen zugänglich zu machen; meines Wissens nie wegen Verletzungen oder Caries. Sie hat selbst bei Krebs relativ gute Resultate gewinnen lassen.

Nothwendig ist sie bei gutartigen Neubildungen, wenn sie eine ausgedehnte Degeneration des Knochens zur Folge hatten und mehrfache Verbindungen mit demselben eingingen, und bei Carcinomen, sobald ihre radicale Entfernung mehr als die Abtragung eines freien Randes erfordert. Sobald man aber wegen Krebs operirt hat, vergesse man nicht, dass das Beste, was zu erwarten steht, eine Monate oder Jahre lang dauernde Heilung ist.

Partielle Resectionen des Körpers wurden am häufigsten wegen gutartiger Geschwülste vorgenommen; weniger oft wegen Krebs (und zwar mit baldigem Recidiv), wegen Nekrose und noch seltener wegen Caries ausgeführt. Günstige Erfolge haben sie nur bei gutartigen noch einiger Maassen umschriebenen Geschwülsten und bei Nekrose, daher auch diese beiden Erkrankungen die eigentliche Indication abgeben.

Zur Abtragung einer Wand des Oberkiefers gab der Häufigkeit nach in erster Linie Wasser- oder Eiteransammlung, in zweiter gutartige Geschwülste der Highmorshöhle, dann Caries des Knochens, circumscript aufsitzende gutartige Tumoren, Nasenrachenpolypen; Krebs meines Wissens nur einmal; Nekrose niemals Veranlassung.

Eigentliche Anzeigen sind: Exstirpation eines Polypen einer Höhle, der nicht auf andere Art zugänglich gemacht werden kann; Ansammlung von Flüssigkeiten im Sinus, auf die eine Wand beschränkte Knochenerkrankungen, die nicht zum Recidiv neigen.

Die freien Ränder der oberen Maxilla wurden in der Mehrzahl der Fälle wegen primärer und secundärer Caries, so wie wegen Epuliden, seltner und immer mit üblem Erfolg wegen Krebs resecirt.

Nur ganz locales Leiden indicirt diese beschränkteste Knochenabtragung am Oberkiefer.

Zu allgemeine Anwendung und zu grosse Hoffnungen discreditiren eine Operation. Rationelle Beschränkung in beiden Puncten setzt sie wieder in ihren Werth ein.

Tabelle der Oberkieferresectionen.

Art der Operationen	Zahl	Ursache							Seite			Erfolg		
		Krebs	Nicht näher bestimmte Geschwülste	Gutartige Geschwülste	Caries	Ansammlung von Flüssigkeit	Nekrose	Unbestimmte Leiden	Rechts	Links	Unbestimmt	Unbestimmt	Tod oder Recidiv	Gut
Totalresection														
eines Oberkiefers	112	25	—	21	—	—	3	63	24	15	73	40	26	46
beider Oberkiefer	9	5	—	1	—	—	3	—	9	9	—	1	4	4
Partielle Resection														
eines Oberkiefers	146	20	33	34	6	1	—	52	19	20	107	69	32	45
einer Wand	wenigstens 15	1	—	7	3	4	—	—	—	—	—	6	1	8
Resection														
des Alveolarfortsatzes	18	2	—	7	—	—	1	8	4	4	10	6	1	11
des Orbitalrandes	3	2		—	1	—	—	—	—	1	2	1	1	1
des Randes der Incisura pyriformis	1	—	—	1	—	—	—	—	—	—	1	1	—	—
Summe aller partiellen Resectionen	183	25	33	49	10	5	1	60	23	25	120	83	35	65
Partielle Resection beider Oberkiefer	4	—	—	1	1	—	—	2	—	—	—	2	1	1
Summe aller Oberkieferresectionen	308	55	33	72	11	5	7	125	56	49	193	126	66	116

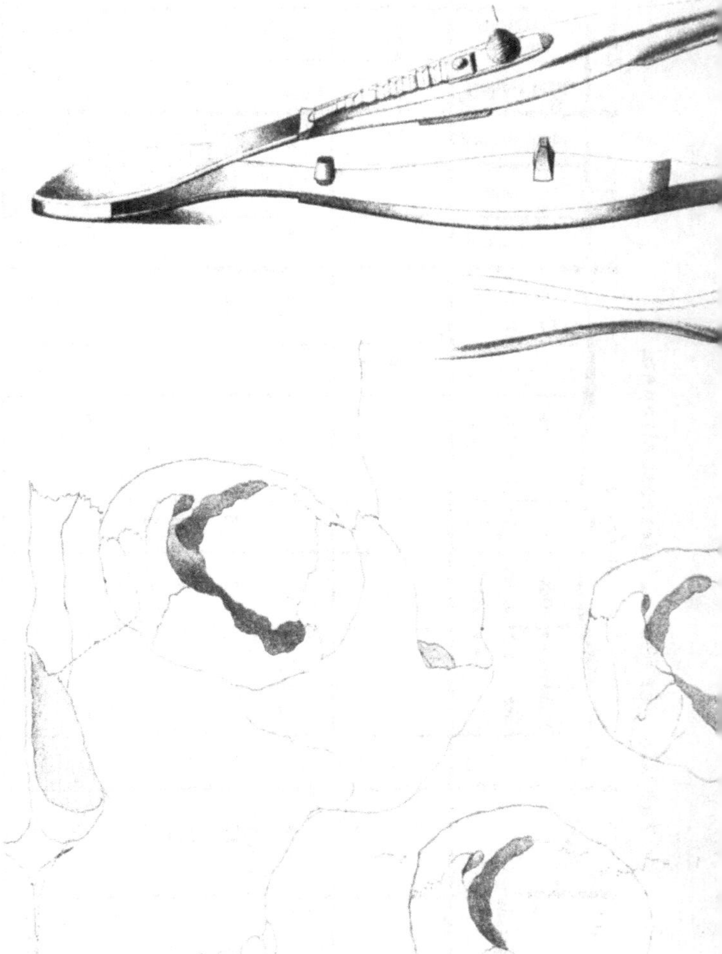

Taf I

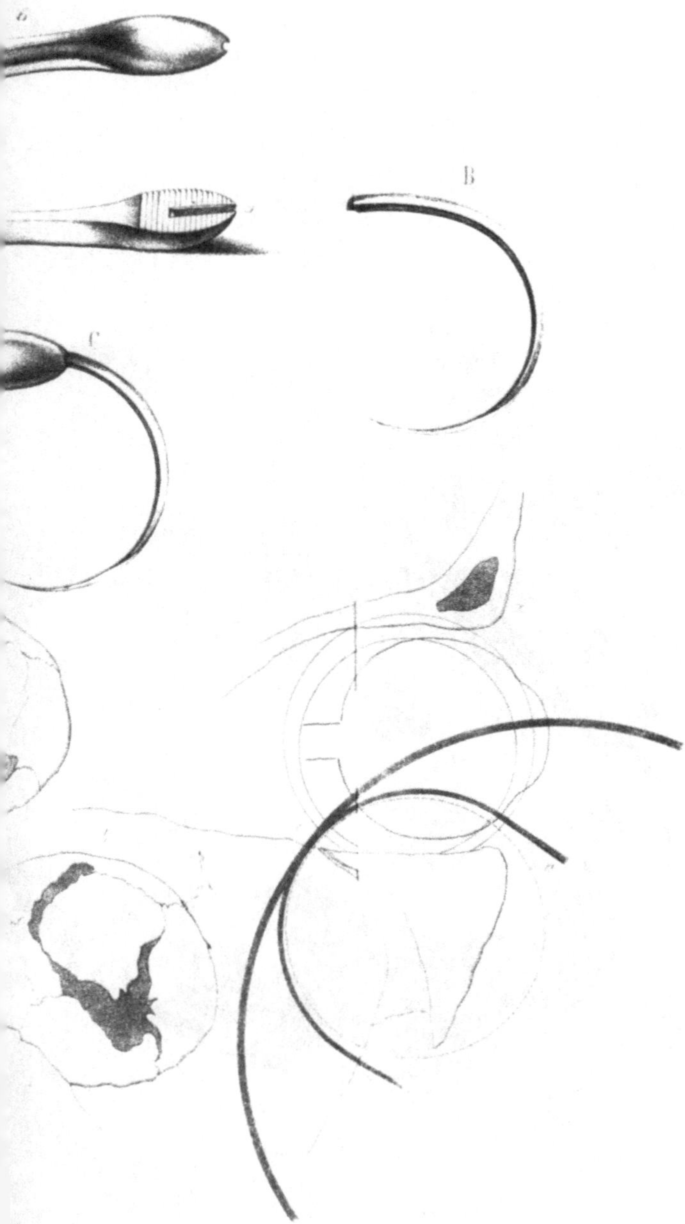

II

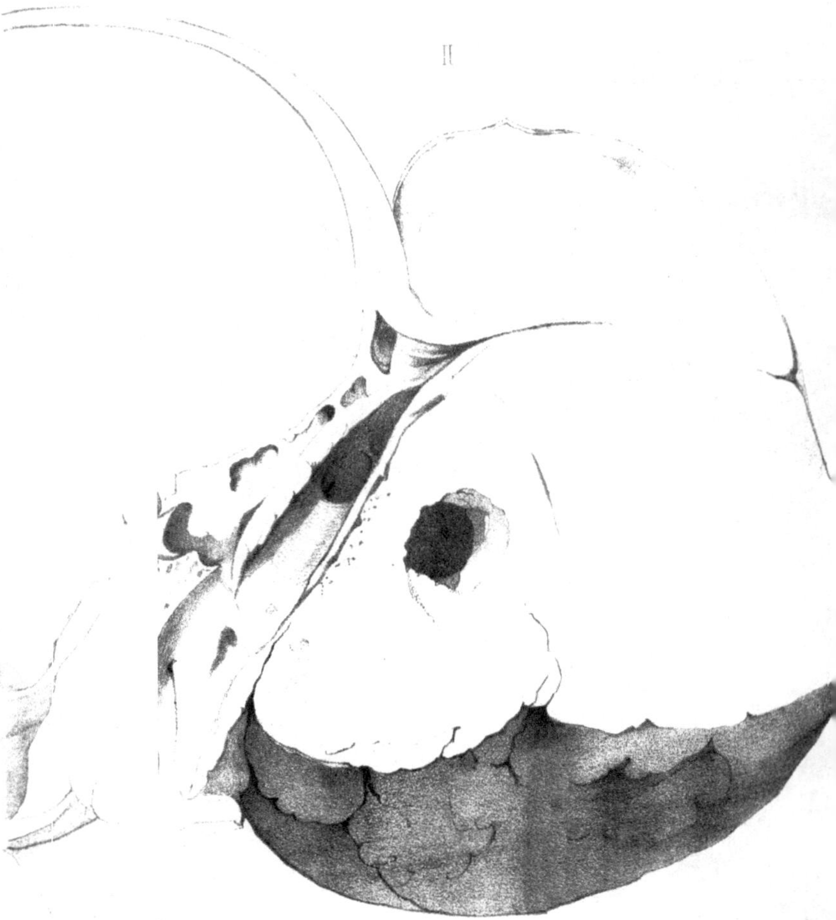

Taf. II

I.

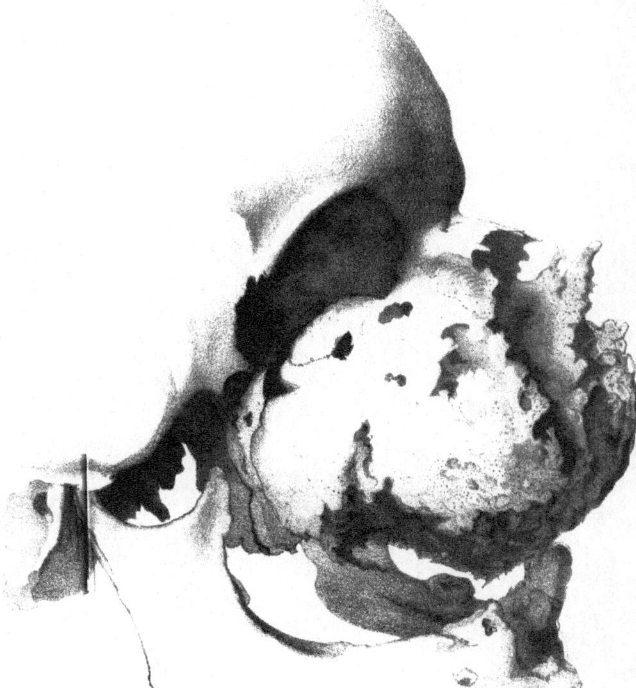